Ratgeber Bindungsstörungen

Ratgeber Kinder- und Jugendpsychotherapie
Band 30

Ratgeber Bindungsstörungen

PD Dr. Margarete Bolten, Christian G. Schanz, Prof. Dr. Monika Equit

Herausgeber der Reihe:

Prof. Dr. Manfred Döpfner, Prof. Dr. Dr. Martin Holtmann,
Prof. Dr. Paul Plener

Begründer der Reihe:

Manfred Döpfner, Gerd Lehmkuhl, Franz Petermann

Margarete Bolten
Christian G. Schanz
Monika Equit

Ratgeber Bindungsstörungen

Informationen für Eltern, Lehrkräfte und weitere Bezugspersonen

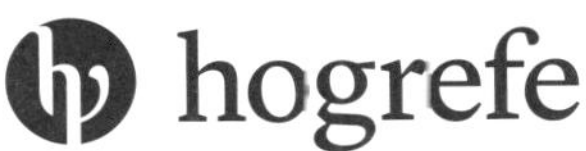

PD Dr. Margarete Bolten, geb. 1976. Seit 2016 Leitung der Spezialeinheit Psychische Störungen im Säuglings- und Kleinkindalter an den Universitären Psychiatrischen Kliniken Basel, Klinik für Kinder und Jugendliche (UPKKJ).

Christian G. Schanz, M.Sc., geb. 1990. Seit 2017 Doktorand in der Arbeitseinheit Klinische Psychologie und Psychotherapie an der Universität des Saarlandes sowie in der Weiterbildung zum Psychologischen Psychotherapeuten.

Prof. Dr. Monika Equit, geb. 1978. Seit 2014 Wissenschaftliche Mitarbeiterin und Leitung der Psychotherapeutischen Universitätsambulanz in der Arbeitseinheit Klinische Psychologie und Psychotherapie an der Universität des Saarlandes.

Bibliografische Information der Deutschen Nationalbibliothek
Die Deutsche Nationalbibliothek verzeichnet diese Publikation in der Deutschen Nationalbibliografie; detaillierte bibliografische Daten sind im Internet über http://dnb.dnb.de abrufbar.

Hogrefe Verlag GmbH & Co. KG
Merkelstraße 3
37085 Göttingen
Deutschland
Tel. +49 551 999 50 0
Fax +49 551 999 50 111
info@hogrefe.de
www.hogrefe.de

Umschlagabbildung: © iStock.com by Getty Images / Halfpoint
Illustrationen: Klaus Gehrmann, Freiburg; www.klausgehrmann.net
Satz: Michael Kleine, Hogrefe Verlag GmbH & Co. KG, Göttingen
Druck: AZ Druck und Datentechnik, Kempten
Printed in Germany
Auf säurefreiem Papier gedruckt

1. Auflage 2021

(E-Book-ISBN [PDF] 978-3-8409-2733-1; E-Book-ISBN [EPUB] 978-3-8444-2733-2)
ISBN 978-3-8017-2733-8
https://doi.org/10.1026/02733-000

Zielsetzung dieses Ratgebers

Dieser Ratgeber informiert über die verschiedenen Erscheinungsformen, die Ursachen und die Behandlungsmöglichkeiten von Bindungs- und Beziehungsstörungen. Die Informationen in diesem Ratgeber richten sich überwiegend an Eltern und Pflegeeltern. Auch für Erzieher, Pädagogen und andere Bezugspersonen kann der Ratgeber hilfreich sein[1]. Wir benutzen in diesem Ratgeber mehrheitlich nur die Begriffe „Kind“ oder „Eltern“. Dies ist vor allem der besseren Leserlichkeit geschuldet. Selbstverständlich sind jedoch sowohl Pflege- als auch Adoptivkinder und ihre Eltern bzw. Bezugspersonen mit angesprochen.

Dieser Ratgeber ist Bestandteil der Reihe *Leitfaden Kinder- und Jugendpsychotherapie,* in der die Diagnostik und Therapie verschiedener Verhaltens- und emotionaler Auffälligkeiten der Altersspanne vom Säuglings- bis zum Jugendalter beschrieben werden. Der Ratgeber ergänzt den Leitfaden zu Bindungsstörungen (Bolten, Schanz & Equit, 2021), der sich in erster Linie an Psychologen, Kinder- und Jugendpsychiater, Kinderärzte und Kinder- und Jugendlichenpsychotherapeuten richtet.

Ziel des Ratgebers ist es, Eltern und Bezugspersonen über die verschiedenen Erscheinungsformen und Symptome von Bindungs- und Beziehungsstörungen zu informieren und ihnen möglichst direkt und ohne Umwege praktische Schritte zur Verbesserung der Situation mit ihrem Kind zu vermitteln. Natürlich kann ein solcher Ratgeber nicht alle Fragen beantworten, auch ersetzt dieser nicht eine Beratung bzw. Therapie. Wir hoffen aber dennoch, dass Sie ihn hilfreich finden werden. Im Anhang finden sich zusätzlich einige weiterführende Literaturhinweise sowie Materialien.

Basel und Saarbrücken, im Juli 2021

Margarete Bolten,
Christian G. Schanz und
Monika Equit

1 Zugunsten einer besseren Lesbarkeit verwenden wir im Text in der Regel das generische Maskulinum. Diese Formulierungen umfassen gleichermaßen alle Geschlechter (m/w/d). Die verkürzte Sprachform beinhaltet keine Wertung. Wenn möglich, wurde eine geschlechtsneutrale Formulierung gewählt.

Inhaltsverzeichnis

1 **Kennen Sie das?** 9

2 **Allgemeine Informationen zur Bindungsentwicklung** 11

3 **Woran erkenne ich, dass mein Kind behandlungsbedürftige Probleme mit der Beziehungsgestaltung oder der Bindung hat?** 16

4 **Wie viele Kinder und Jugendliche sind betroffen?** 19

5 **Können diese Probleme auch Hinweise auf andere Störungen sein?** 20

6 **Wie ist die weitere Entwicklung?** 25

7 **Was sind die Ursachen?** 27

8 **Was können Eltern tun?** 29

9 **Was können Pflege- und Adoptiveltern tun?** 32

10 **Was können Psychotherapeuten sowie Kinder- und Jugendpsychiater tun?** 35

11 **Könnten Medikamente helfen?** 39

12 **Gibt es noch weitere Hilfen?** 40

Anhang

Zitierte Literatur 43

Weiterführende Literatur 43

Liste auffälligen Bindungsverhaltens 44

Merkblatt: Unterstützung positiver Beziehungen 45

Merkblatt: Gewalt gegen Kinder keine Chance geben 47

Merkblatt: Gewaltfreie Erziehung 49

Erziehungstipps zur gewaltfreien Erziehung 51

1 Kennen Sie das?

Die *siebenjährige Katia* lebt in einer Pflegefamilie. Dort ist sie in letzter Zeit durch extreme Wutanfälle und „Ausraster“ aufgefallen. Sie schreit zum Teil bis zu einer Stunde herum, wirft mit Gegenständen um sich und ist verbal sehr aggressiv. Auch ist sie schon mehrfach von ihren Pflegeeltern weggelaufen, lügt und stiehlt. Katia zeigt manchmal auch selbstverletzendes Verhalten (z. B. Kopf-Anschlagen, heftiges Kratzen), was der Beobachtung nach besonders dann auftritt, wenn sie von einem Besuch bei ihrer leiblichen Mutter zurückkehrt. Katias aktuelle Pflegeeltern, Herr und Frau T., sind bereits die dritte Pflegefamilie, bei der Katia lebt. Zwischendurch wohnte sie immer wieder bei ihrer leiblichen Mutter, bis diese entweder wieder in eine psychiatrische Klinik aufgenommen werden musste oder Katia von zu Hause ausriss, da sich niemand um sie kümmerte.

Die Pflegeeltern sind oft ratlos, weil sie nicht mehr wissen, was sie noch tun können. Sie geben sich große Mühe, Katia ein schönes Zuhause zu bieten und verlässliche Beziehungsangebote zu machen. Wenn sie versuchen, mit ihr zu reden oder sie zu trösten, wendet sich Katia oftmals ab und lehnt alle Hilfsangebote ab. Sehr häufig zieht sie sich in ihr Zimmer zurück und ist dann nicht ansprechbar. Es gibt aber auch Tage, an denen Katia die Nähe zu ihrer Pflegemutter sucht. Jedoch kann es auch vorkommen, dass sie sich dann von einem Moment auf den anderen von ihr abwendet und nicht mehr zugänglich ist. Familie T. hat den Eindruck, dass die emotionale Instabilität und die Aggressivität immer dann verstärkt auftreten, wenn es Katia nicht gut geht, z. B. wenn ein Treffen mit ihrer Mutter von dieser ohne Begründung abgesagt wurde.

Der *fünfjährige Niclas* geht in den Kindergarten. Dort fiel er lange Zeit nicht besonders auf. In letzter Zeit machen sich die Erzieherinnen jedoch Sorgen, da Niclas immer dünner und blasser aussieht. Manchmal kommt er für mehrere Tage nicht in den Kindergarten. Wenn Niclas im Kindergarten ist, sucht er sehr viel Körperkontakt zu den Erzieherinnen. Am liebsten würde er den ganzen Tag auf dem Schoß der Erzie-

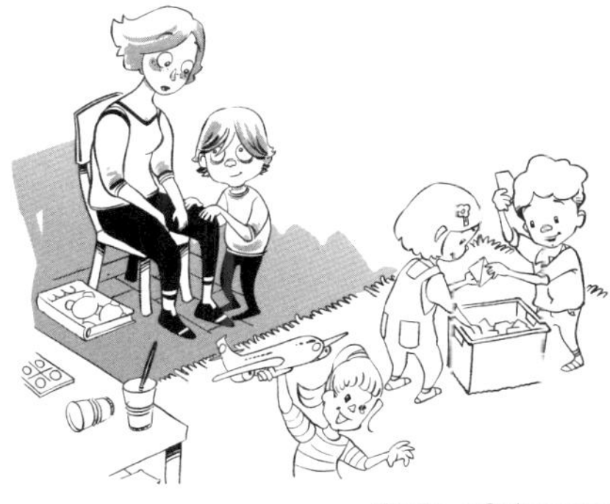

© Klaus Gehrmann

herinnen sitzen. Mit den anderen Kindern spielt er nur wenig. In letzter Zeit ist aufgefallen, dass Niclas sich fremden Erwachsenen gegenüber eher distanzlos verhält. So hat er schon mehrere Eltern anderer Kinder gefragt, ob er mit zu ihnen nach Hause kommen dürfe. Bei Ausflügen des Kindergartens müssen die Erzieherinnen immer sehr wachsam sein, da Niclas öfter einfach verschwindet. Teilweise begibt er sich allein auf Entdeckungsreise oder er spricht Fremde an bzw. folgt ihnen. Mit den Eltern von Niclas ist der Kontakt – laut Kindergartenleitung – schwierig. Sie sind oft nur schwer telefonisch zu erreichen. Schon mehrfach mussten einzelne Kollegen länger arbeiten, da der Junge am Abend nicht rechtzeitig abgeholt wurde. Auch ist die Kleidung von Niclas oft sehr schmutzig oder nicht der Witterung angemessen. Der Umgang der Eltern mit ihrem Sohn ist den Betreuerinnen als sehr harsch und wenig liebevoll aufgefallen.

Kennen Sie solche oder ähnliche Beschreibungen? Wenn ja, dann wird Ihnen dieser Ratgeber weiterhelfen können. Die Verhaltensweisen von Niclas und Katia sind nur zwei Beispiele für verschiedene Schwierigkeiten und Verhaltensprobleme, die bei Bindungs- und Beziehungsstörungen auftreten können. Wichtig ist an dieser Stelle zu erwähnen, dass es sich bei solchen Störungen niemals isoliert um Probleme des Kindes handelt, sondern vielmehr um eine Beeinträchtigung des gesamten (Familien-)Systems. Das heißt, die emotionalen und Verhaltensprobleme können nicht losgelöst von den Lebensbedingungen und der bisherigen Geschichte des Kindes betrachtet werden. Vielmehr entstehen sie im Kontext vernachlässigender oder beziehungstraumatisierender Umweltbedingungen, die es zu verändern gilt.

Um dies nachvollziehbar zu machen, sollen im Folgenden zunächst einige allgemeine Informationen zur Bindungs- und Beziehungsentwicklung gegeben werden.

2 Allgemeine Informationen zur Bindungsentwicklung

Beziehungen prägen unser Leben. Säuglinge kommen mit einem angeborenen Bedürfnis nach Schutz durch soziale und emotionale Nähe zur Welt. Eine fürsorgliche und liebevolle Beziehung ist zentral für die gesunde Entwicklung von Kindern, denn im Rahmen der Interaktionen mit den Hauptbezugspersonen entwickeln sich emotionale und soziale Kompetenzen. Die wichtigste Beziehung eines Kindes ist die zu seinen Eltern. Je jünger ein Kind ist, umso mehr ist es auf den Schutz und die Zuwendung durch die Eltern angewiesen. Ohne sie können Kinder nicht überleben. Dabei befriedigen Eltern nicht nur die körperlichen Bedürfnisse (z.B. nach Nahrung, Schlaf oder Kleidung) ihrer Kinder, sondern auch das Bedürfnis nach Zuwendung, Aufmerksamkeit und emotionaler Sicherheit. Ein Kind möchte sich geliebt, wertvoll und einzigartig erleben.

Im Normalfall entwickeln Kinder im Verlauf der ersten Lebensjahre eine intensive emotionale Bindung an ihre Bezugspersonen. Bei der Entwicklung stabiler Bindungsbeziehungen steht die Qualität der Fürsorge durch die Bindungspersonen im Zentrum. Durch regelmäßige Interaktionen und die Befriedigung kindlicher Bedürfnisse nach Liebe, Nähe, Schutz, emotionaler Fürsorge usw. entsteht ein enges emotionales Band zwischen dem Kind und seinen Eltern, Pflegeeltern, Großeltern, Erziehern oder anderen vertrauten Bindungspersonen. Man geht heute davon aus, dass biologisch angelegte Verhaltensneigungen des Kindes und der erwachsenen Bezugspersonen für den Bindungsaufbau wesentlich sind. Kindern stehen in diesem Zusammenhang bindungsfördernde bzw. -herstellendende Verhaltensweisen zur Verfügung, wie Schreien, Lächeln und Hinterherkrab-

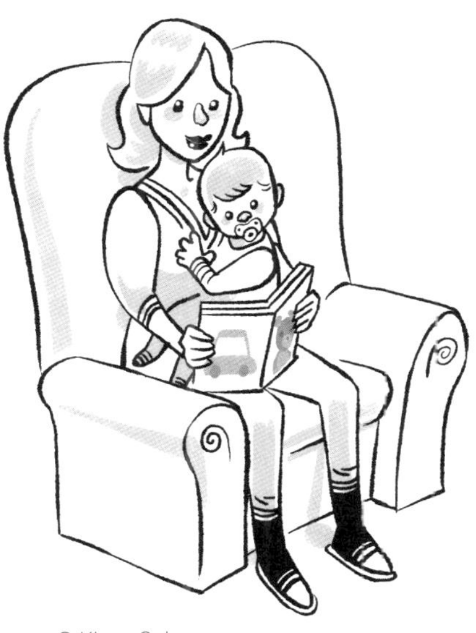

© Klaus Gehrmann

beln oder -laufen. Eltern wiederum verfügen über eine sogenannte „intuitive Elternschaft", welche auf die Befriedigung der grundlegenden körperlichen, sozialen und emotionalen Bedürfnisse des Kindes ausgerichtet ist. Die „intuitive Elternschaft" ermöglicht es den Eltern intuitiv und angemessen auf das Nähe- und Schutzbedürfnis ihres Kindes zu reagieren (vgl. Abbildung 1).

Kind
Bezugsperson
Bindungsverhalten
• Schreien/Rufen
• Saugen
• Lächeln
• Blickzuwendung
• Arm-Ausstrecken
• Anklammern
• Nachfolgen
• ...
Fürsorgeverhalten
• Zurückholen
• Körperkontakt
• Zuwendung
• Wärme
• Trost
• Anregung/Spiel
• Regulationshilfen
• ...
Ziel:
• Physische Sicherheit und Schutz durch Bezugspersonen erlangen
Ziele:
• Physische Sicherheit und Schutz durch Bezugspersonen gewährleisten
• Entwicklungsförderung
• Regulation von Aufmerksamkeit, Erregung, Schlaf-Wach-Zuständen

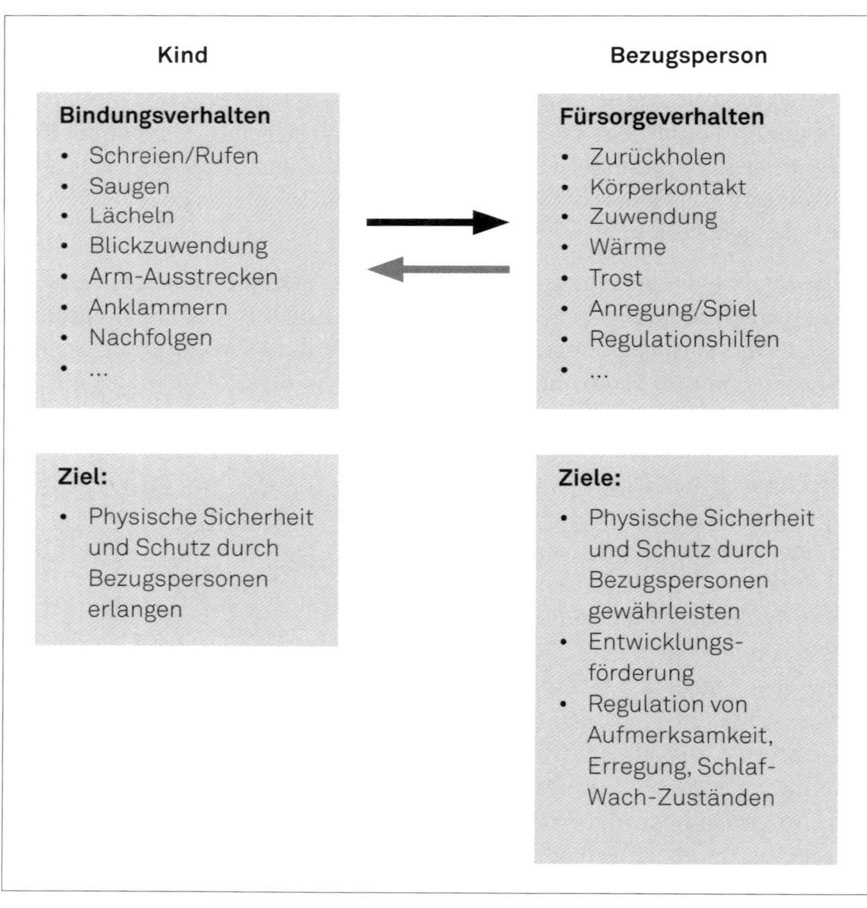

Abbildung 1: Zusammenspiel zwischen kindlichem Bindungsverhalten und elterlichem Fürsorgeverhalten

Kinder, deren Bedürfnisse nach emotionaler Zuwendung, Schutz und Sicherheit hinreichend befriedigt werden, entwickeln eine sichere Bindung. Sichere Bindungsbeziehungen unterstützen eine positive sozioemotionale Entwicklung, denn sie prägen das Bild, welches sich ein Kind von sich selbst, aber auch von anderen macht (vgl. Abbildung 2). Solche Modelle von sich und anderen prägen wiederum sowohl das aktuelle als auch das zukünftige Verhalten und Erleben eines Kindes.

Hat ein Kind keine oder nur eine unzureichende Befriedigung seiner Bindungsbedürfnisse erfahren und dadurch keine sichere Bindung zu einer Bezugsperson aufbauen können, so kann es zu Beeinträchtigungen in seinem sozialen Verhalten bzw. seiner emotionalen Entwicklung kommen.

Merke

Kinder entwickeln im Verlauf der ersten Lebensjahre eine intensive emotionale Bindung zu ihnen vertrauten Menschen. Solche Bindungen entwickeln sich durch tägliche Erfahrungen und Interaktionen, in denen die kindlichen Grundbedürfnisse nach Schutz, emotionaler Zuwendung und Anregung durch die Bindungspersonen erfüllt werden. Sichere Bindungsbeziehungen sind eine grundlegende Voraussetzung für die soziale und emotionale Entwicklung.

Risikofaktoren für den Aufbau einer sicheren Bindungsbeziehung

Eine Reihe von Risikokonstellationen kann den Aufbau sicherer Bindungsbeziehungen stören. Solche Beeinträchtigungen treten meist dann auf, wenn das elterliche Fürsorgeverhalten aufgrund von *äußeren* (z.B. Armut, Gewalt in der unmittelbaren Umgebung) oder *inneren* (z.B. psychische Störungen, Traumatisierungen) *Risikokonstellationen* beeinträchtigt wird. Wenn solche Bedingungsfaktoren die elterliche Feinfühligkeit und emotionale Verfügbarkeit für das Kind reduzieren oder es dadurch zu Störungen in der Eltern-Kind-Interaktion kommt, kann dies den Aufbau von Bindungsbeziehungen stören. Auch die eigenen *Bindungserfahrungen der Eltern* sind bedeutsam, da sie sich prägend auf das spätere Fürsorgeverhalten auswirken können. Haben Eltern

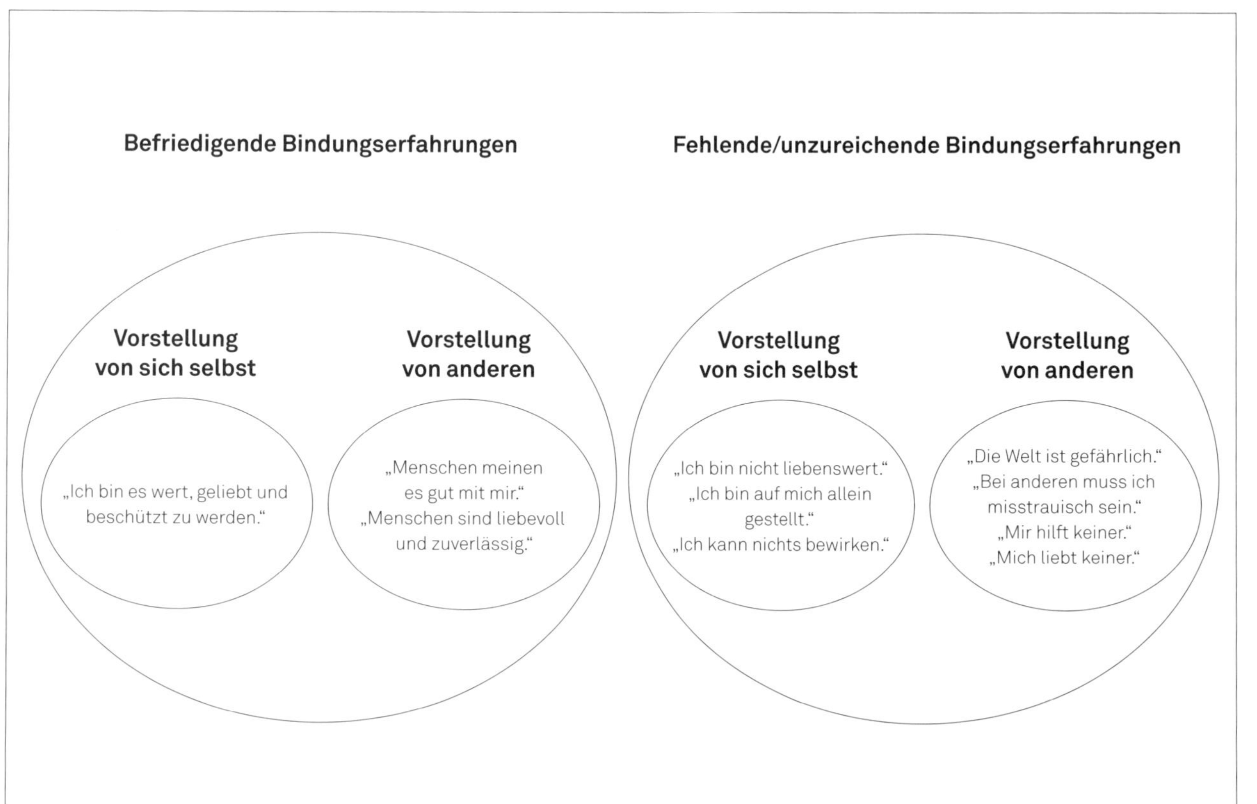

Abbildung 2: Vorstellung von sich selbst und anderen bei Kindern mit befriedigenden und unzureichenden Bindungserfahrungen

in ihrer eigenen Kindheit wenig Liebe bzw. positive Beziehungserfahrungen machen können, fällt es ihnen oftmals schwerer, die Bindungsbedürfnisse ihrer Kinder zu erkennen und darauf angemessen zu reagieren.

Es gibt jedoch auch bestimmte Merkmale des Kindes, die sich negativ auf die Entwicklung von Bindungssicherheit auswirken können. Solche kindlichen Merkmale sind unter anderem ein „schwieriges" *Temperament,* aber auch eine extreme *Frühgeburtlichkeit* oder eine *Entwicklungsstörung,* die mit Defiziten in der Verarbeitung von sozialen Reizen einhergehen kann. Unter solchen Bedingungen ist der Beziehungsaufbau zwischen Kind und Bezugsperson erschwert.

Merke

Verschiedene Risikofaktoren auf Seiten der Eltern und des Kindes können sich negativ auf die Bindungs- und Beziehungsentwicklung auswirken. Insbesondere dann, wenn die elterliche Feinfühligkeit und emotionale Verfügbarkeit für das Kind reduziert sind, kann es zu Störungen der Eltern-Kind-Bindung kommen.

3 Woran erkenne ich, dass mein Kind behandlungsbedürftige Probleme mit der Beziehungsgestaltung oder der Bindung hat?

Von einer Bindungsstörung sprechen wir in zwei Fällen: Erstens, wenn ein Kind eine starke Hemmung zeigt, sich auf Beziehungsangebote einzulassen. Zweitens, wenn das Kind sehr schnell und undifferenziert Kontakt zu beinahe jeder erwachsenen Person im Umfeld aufnehmen möchte. Die genannten Symptome müssen jeweils vor dem Alter von fünf Jahren erstmals beobachtet werden. Es gilt jedoch auch zu beachten, dass sich sehr junge Kinder (vor dem Alter von neun Monaten) noch in der Phase des Bindungsaufbaus befinden und daher bestimmte Verhaltensmerkmale noch nicht beobachtet werden können.

Im Anhang des Ratgebers finden Sie eine Checkliste mit den wichtigsten Merkmalen einer Bindungsstörung (vgl. „Liste auffälligen Bindungsverhaltens“ auf Seite 44). Für die Diagnose einer Bindungsstörung ist es relevant, dass diese Verhaltensauffälligkeiten im sozialen und emotionalen Verhalten infolge einer Vernachlässigungssituation bzw. fehlenden Möglichkeiten zum Aufbau stabiler Bindungsbeziehungen auftreten. Das bedeutet, dass mindestens eine der folgenden Bedingungen für ungenügende Beziehungserfahrung über einen längeren Zeitraum vorgelegen haben muss:

- Fehlen einer festen Bindungsperson,
- häufiger Wechsel von Bindungspersonen,
- längere Trennung von der Bindungsperson (ohne angemessenen Ersatz),
- schwere körperliche oder emotionale Vernachlässigung,
- Gewalt/Misshandlung.

Solche, die Bindung beeinträchtigenden, Lebensbedingungen können bei Kindern zu einer von zwei typischen Formen von Bindungsstörungen führen: die Reaktive Bindungsstörung und die Bindungsstörung mit Enthemmung.

Reaktive Bindungsstörung

Diese Kinder zeigen kaum oder gar keine Bindungsverhaltensweisen (z.B. Trost und Nähe suchen, Nachfolgen oder Leiden, wenn die Bindungsperson abwesend ist). Kinder, welche längere Zeit den oben genannten Bedingungen ausgesetzt waren, können keine oder kaum verbindliche Beziehungserfahrungen machen. Ihre kindlichen Bedürfnisse nach Schutz, Nähe, emotionaler Zuwendung und Anregung werden nicht ausreichend befriedigt. Sie zeigen infolgedessen ein durchgängig verändertes Verhaltensmuster in sozialen Interaktionen (vgl. Kasten).

Verhaltensmerkmale von Kindern mit einer Reaktiven Bindungsstörung

- Beziehungsmuster zu Bezugspersonen, welche zwischen Annäherung und Rückzug, Ablehnung oder Vermeidung von Trost schwanken.
- Mangel an sozialer Ansprechbarkeit und emotionalen Reaktionen. Kinder wirken apathisch.
- Kaum oder keine Kontaktaufnahme mit Gleichaltrigen.
- Aggressionen gegen sich selbst und andere (inkl. Selbstverletzungen).
- Emotionale Auffälligkeiten, welche nicht in direktem Bezug zur jeweiligen Situation stehen. Übermäßig furchtsamer, ängstlicher oder unglücklicher emotionaler Ausdruck.
- Bei Kleinstkindern kann eine sogenannte „Frozen Fearfulness" (eingefrorene Ängstlichkeit) als Folge des Erlebens von Gewalt beobachtet werden.

Bindungsstörung mit Enthemmung

Diese Kinder zeigen ein undifferenziertes Bindungsverhalten. Sie verhalten sich auch fremden Personen gegenüber übermäßig zutraulich und distanzlos. Sie suchen bei sehr vielen verschiedenen Menschen Nähe und Zuwendung, unabhängig davon, ob ihnen die Person bekannt ist oder nicht. Diese Kinder fallen vor allem durch ihre unterschiedslos freundlichen und nach Aufmerksamkeit suchenden Interaktionen mit Fremden auf. Sie wirken teilweise übermäßig wachsam und erregt (Hypervigilanz). In ihrem emotionalen Ausdruckverhalten sind sie auffällig aggressiv/anklammernd, emotional flach/oberflächlich oder wenig emotional bezogen (wenig emotional mitschwingend).

Psychosozialer Kleinwuchs

Eine besondere Folge psychosozialer Deprivation und Vernachlässigung kindlicher Bindungsbedürfnisse ist der sogenannte psychosoziale Kleinwuchs. Diese Form der Wachstumsstörung tritt vor allem bei vernachlässigten und misshandelten Kindern (u.a. auch bei Straßenkindern) auf. Die Kinder nehmen trotz ausreichender Nahrungszufuhr nur unzureichend zu bzw. wachsen nicht im zu erwartenden Maße. Als Auslöser werden eine Kombination aus Mangelernährung, gestörten biologischen Rhythmen, Schlafstörungen und emotionalen Reaktionen diskutiert.

Merke

Eine Bindungsstörung ist eine Auffälligkeit des Kindes, die sich aus zurückliegenden und aktuellen negativen Bindungserfahrungen bzw. vernachlässigenden Lebensbedingungen des Kindes ergibt, und die neben der Einschränkung seines Bindungsverhaltens auch das Explorationsverhalten (d.h. das Erkunden der Umgebung), die Emotionalität und die Stressverarbeitung betrifft. Auch das körperliche Wachstum kann bei Kindern mit solchen Deprivationserfahrungen beeinträchtigt sein.

4 Wie viele Kinder und Jugendliche sind betroffen?

Bisher gibt es nur wenige Studien, die die Häufigkeit von Bindungs- bzw. Deprivationsstörungen in großen Bevölkerungsgruppen untersucht haben, sodass unser Wissen über die Häufigkeit des Auftretens begrenzt ist. Man geht jedoch klar davon aus, dass diese Störungen in der Allgemeinbevölkerung relativ selten sind. Die meisten Experten berufen sich bei ihren Schätzungen der Häufigkeit von Bindungsstörungen in der Allgemeinbevölkerung auf Hochrechnungen aus Polizeistatistiken bzw. Datenerhebungen von Jugendhilfeeinrichtungen über das Auftreten von Gewalt, Vernachlässigung und Missbrauch von Kindern. Hier liegen die Schätzungen über das Auftreten solcher Erfahrungen zwischen 1 % und 4 % bei Kindern im Vorschulalter. In wissenschaftlichen Studien wird die Häufigkeit von Bindungsstörungen in der allgemeinen Bevölkerung mit 1% bis 2% angegeben. Jedoch muss hier von einer erheblichen Dunkelziffer ausgegangen werden. In Hochrisikogruppen, wie beispielsweise bei Kindern, die adoptiert oder fremdplatziert wurden, ist die Auftretenshäufigkeit um ein Vielfaches höher als in der Allgemeinbevölkerung. Hier fanden Wissenschaftler Symptome von Bindungsstörungen bei bis zu 40 % der Kinder. Zu beachten ist jedoch, dass diese Kinder nicht immer zwangsläufig das Vollbild einer Bindungsstörung aufweisen. Diese sehr hohen Zahlen lassen sich damit erklären, dass in einigen dieser Studien Kinder untersucht wurden, die jahrelang unter extrem prekären Bedingungen (z. B. in rumänischen Waisenheimen) leben mussten. Solche zum Teil extremen Deprivationsbedingungen unterscheiden sich glücklicherweise von Lebensbedingungen in Jugendhilfeeinrichtungen im deutschsprachigen Raum.

5 Können diese Probleme auch Hinweise auf andere Störungen sein?

Wenn ein Kind Symptome einer Bindungsstörung zeigt, heißt das nicht automatisch, dass eine solche auch vorliegt. Wie bereits in Kapitel 3 erwähnt, muss es in der Vorgeschichte pathologische Fürsorgebedingungen bzw. einen Mangel an verfügbaren Bindungspersonen gegeben haben, damit eine Bindungsstörung auftreten kann. Jedoch können auch andere körperliche Erkrankungen oder psychische Störungen Ursache für ähnliche Verhaltensauffälligkeiten sein. Deshalb setzt jede Behandlung eine umfassende psychologische und medizinische Diagnostik zum Ausschluss anderer Ursachen und Erkrankungen bzw. Störungen voraus.

Autismus-Spektrum-Störung (ASS)

Die wichtigste Ausschlussdiagnose einer Bindungsstörung ist eine *Autismus-Spektrum-Störung (ASS)*. Die fünf Hauptunterscheidungsmerkmale zwischen Bindungsstörungen und ASS sind:

1. Kinder mit einer Bindungsstörung besitzen normale Kompetenzen zur sozialen Gegenseitigkeit und Reagibilität. Sie können in der Regel Gegenstände symbolisch beim Spielen benutzen, z. B. kann sich das Kind aus Decken oder Tüchern ein Schloss bauen. Außerdem können sie auf etwas zeigen, um eine andere Person (z. B. die Eltern) auf etwas aufmerksam zu machen. Auch können sie das Verhalten anderer nachahmen.
2. Das auffällige soziale Reaktionsmuster bildet sich bei Kindern mit Bindungsstörung zum größten Teil zurück, wenn sich die Fürsorge für das Kind verbessert. Dies kann bei den meisten Kindern mit ASS nicht beobachtet werden.
3. Kinder mit einer Reaktiven Bindungsstörung zeigen zwar möglicherweise eine beeinträchtigte Sprachentwicklung, jedoch fehlen die übrigen, für die ASS charakteristischen auffälligen Merkmale der Kommunikation (Wortneubildungen, wiederholtes Nachsprechen von Wörtern, Vertauschen von Wörtern, Monologisieren, steife Sprechweise, mangelnde Fähigkeit, ein Gespräch zu beginnen oder weiterzuführen).
4. Die Reaktive Bindungsstörung wird im Gegensatz zu ASS nicht von ausgeprägten Entwicklungsrückständen begleitet, welche auf eine Milieuverän-

derung (wie Bereitstellung eines adäquaten Beziehungsangebots) nicht ansprechen.
5. Eingeschränkte, sich ständig auf die gleiche Weise wiederholende Handlungsabfolgen (z. B. Schaukeln mit dem Oberkörper), sowie eine starke Fixierung bzgl. Interessen und Aktivitäten (z. B. extremes Interesse an technischen Details) sind keine Merkmale der Bindungsstörung, aber der ASS.

Neben der ASS können aber auch andere psychische Störungen Symptome einer Bindungsstörung hervorrufen. Diese werden im Folgenden kurz beschrieben.

Depressive Störung

René Spitz, ein bekannter Psychoanalytiker, beschrieb das Verhalten von Kleinkindern, welche unter deprivierenden Bedingungen aufwachsen mussten, als „anaklitische Depression". Damit umschrieb er kindliche Verhaltensweisen im Säuglings- und Kleinkindalter, die sich als Folge von einschneidenden Verlusterlebnissen oder einer längeren Trennung von den Bezugspersonen entwickeln.

Gemeinsamkeiten zwischen Depressionen und Bindungsstörungen können Rückzug, Freudlosigkeit, aber auch Appetitmangel bzw. Gewichtsverlust oder aggressives Verhalten sein. Ein entscheidender Unterschied zwischen Depressionen und Bindungsstörungen ist, dass Depressionen auch ohne Verlust- oder Vernachlässigungserlebnisse auftreten können. Depressionen verlaufen zudem meist phasenhaft (d. h. die Schwere der Symptomatik schwankt stark über die Zeit und verschwindet manchmal (vorübergehend) vollständig). Bindungsstörungen sind hingegen zeitlich relativ stabil. Sie verbessern sich aber deutlich, wenn die Bindungssituation verändert wird und eine verlässliche und sichere Bindungsperson angeboten wird. Während Bindungsstörungen in den ersten fünf Jahren beginnen müssen, können die Symptome einer Depression auch nach dem Alter von fünf Jahren erstmalig auftreten und sich in unterschiedlichen Altersphasen des Kindes- und Jugendalters sehr stark unterscheiden. Depressive Kleinkinder zeigen häufig Entwicklungsverzögerungen. Sie lernen später zu laufen und zu sprechen. Auch andere kognitive Fähigkeiten entwickeln sich langsamer. Bei Vorschulkindern bis etwa sechs Jahren zeigen sich vor allem erhöhte Ängstlichkeit, körperliche Beschwerden

(z. B. Bauchschmerzen), gelegentlich auch heftige Temperamentsausbrüche und Verhaltensprobleme mit Aggressionen oder oppositionellem Verhalten. Bei älteren Kindern werden die Hauptmerkmale einer Depression wie Traurigkeit, Freudlosigkeit, Interessenverlust sowie Schlaf- und Appetitstörungen deutlicher. Hinzu kommen weitere Symptome wie mangelndes Selbstbewusstsein, Schuldgefühle oder Gefühle der Hoffnungslosigkeit.

Hyperkinetische Störung oder Aufmerksamkeitsdefizitstörung

Diese Störungen sind durch ein durchgehendes Muster von Unaufmerksamkeit, Überaktivität und Impulsivität gekennzeichnet, welche in einem für den Entwicklungsstand des Kindes übermäßigen Ausmaß und situationsübergreifend (also nicht nur bei einer spezifischen Person oder in einer spezifischen Situation) auftreten. Solche Auffälligkeiten finden sich teilweise auch bei Kindern mit einer Bindungsstörung. Ein wesentlicher Unterschied zwischen den beiden Erkrankungen ist, dass Kinder mit einer Aufmerksamkeitsdefizitstörung (nicht aber Kinder mit einer Bindungsstörung) in der Regel eine Bindung zu einer spezifischen Bezugsperson aufbauen. Die beiden Erkrankungen können auch gemeinsam auftreten.

Oppositionelles Trotzverhalten/ Störung des Sozialverhaltens

Unter oppositionellem Trotzverhalten wird wiederholt trotziges, ungehorsames und verweigerndes sowie feindseliges Verhalten gegenüber Autoritätspersonen (Eltern, Erzieher usw.) verstanden, welches in seinem Ausmaß deutlich von altersentsprechenden sozialen Normen abweicht. Die Störung des Sozialverhaltens ist durch fortwährendes dissoziales, aggressives oder aufsässiges Verhalten charakterisiert. Dabei werden wiederholt Rechte anderer oder so-

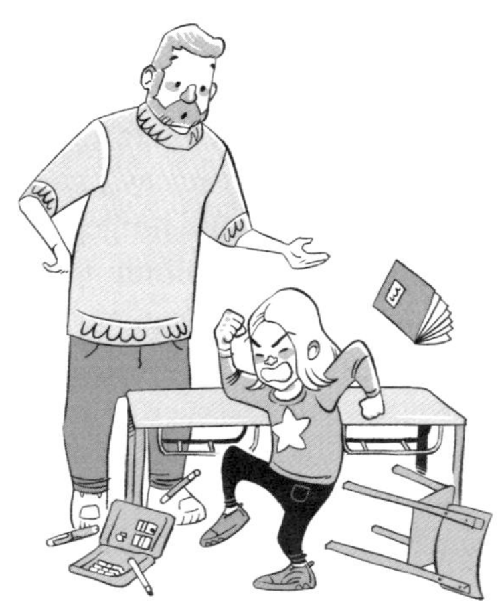

ziale Normen verletzt. Beide Störungsbilder ähneln insbesondere der enthemmten Bindungsstörung, bei der ebenfalls normabweichendes/grenzüberschreitendes soziales Verhalten auftritt. Wie bei den Aufmerksamkeitsdefizitstörungen besteht der Hauptunterschied zwischen den Erkrankungsbildern darin, dass Kinder, die unter oppositionellem Verhalten bzw. einer Störung des Sozialverhaltens leiden, durchaus spezifische Bindungen eingehen. Oppositionelles Trotzverhalten und die Störung des Sozialverhaltens können gemeinsam mit Bindungsstörungen auftreten.

Posttraumatische Belastungsstörung/ Anpassungsstörung

Die Posttraumatische Belastungsstörung und die Anpassungsstörung sind gekennzeichnet durch eine starke körperliche oder emotionale Reaktion auf belastende Lebensereignisse oder Bedrohungen katastrophenartigen Ausmaßes. Wie die Bindungsstörung sind die Posttraumatische Belastungsstörung und die Anpassungsstörung somit Folge einmaliger oder wiederholt auftretender Stressoren. Durch diese ähnlichen Entstehungsbedingungen zeigt sich bei diesen Störungen ein teilweise überlappendes Symptommuster, z.B. bezüglich der Schwierigkeit, emotionale/körperliche Nähe zuzulassen oder auch einer starken körperlichen Übererregung (d.h. enthemmtes/nervöses Verhalten). Allerdings treten bei Posttraumatischen Belastungsstörungen zusätzliche Symptome auf, z.B. werden häufig belastende Erlebnisse immer wieder durchgespielt oder treten auch in Träumen immer wieder auf.

Williams-Beuren-Syndrom (WBS)

Enthemmte Bindungsstörungen müssen auch vom Williams-Beuren-Syndrom (WBS) abgegrenzt werden. Ähnlichkeiten zwischen den beiden Störungsbildern bestehen im Sozialverhalten: Unter anderem weisen Kinder mit WBS häufig Distanzlosigkeit gegenüber fremden Menschen auf. Sie durchleben die Entwicklungsphase des Fremdelns nicht und sind oft durchgehend offene, kontaktfreudige und gesellige Kinder, ohne dass sie bestimmte vertraute Beziehungspersonen auswählen und selektiv bevorzugen. Jedoch handelt es sich bei WBS um ein genetisch hervorgerufenes Syndrom (d.h. im Gegensatz zu Bindungsstörungen ist es nicht die Folge von Vernachlässigung), welches neben körperlichen Merkmalen (z. B. Zahnmissbildungen) vor allem durch deutliche kognitive Beeinträchtigungen (d. h. Intelligenzminderung) gekennzeichnet ist.

Fetales Alkoholsyndrom (FAS)

Die schädliche und toxische Wirkung des Alkohols während der Schwangerschaft kann bei Kindern zu einer Vielzahl unterschiedlicher Symptome und Beeinträchtigungen führen, welche als Fetales Alkoholsyndrom (FAS) zusammengefasst werden. Neben sprachlichen, motorischen und kognitiven Entwicklungsverzögerungen und anderen medizinischen Problemen (z. B. neurologischen Auffälligkeiten oder Minderwuchs), weisen diese Kinder oft große Defizite im emotionalen, sozialen bzw. zwischenmenschlichen Bereich auf. Sie zeigen zum Teil eine große Distanzlosigkeit oder emotionale Instabilität. Auf der anderen Seite können Kinder mit einem FAS häufig die Gefühle und sozialen Signale des Gegenübers weniger gut verstehen. Kinder mit einem FAS fordern übermäßig stark Aufmerksamkeit, können ihre eigenen Gefühle zum Teil nur unzureichend äußern oder fallen durch plötzliches aggressives Verhalten auf. Auch mit viel Zuwendung und liebevoller Unterstützung sind diese Kinder oft nicht gut beeinflussbar, was zur Folge hat, dass die Beziehung zu Eltern und Pflegeeltern sehr belastet sein kann. Dies wiederum stellt ein Risiko für die Entstehung einer Bindungsstörung dar, sodass auch Kinder mit einem FAS eine Bindungsstörung entwickeln können.

6 Wie ist die weitere Entwicklung?

Das angeborene Bedürfnis von Säuglingen nach Schutz durch soziale und emotionale Nähe ist zentral für eine gesunde Entwicklung, denn im Rahmen von Interaktionen mit Bindungspersonen entwickeln sich beim Kind emotionale und soziale Kompetenzen. Entsprechend führt die Vernachlässigung von Kindern, verbunden mit fehlenden Bindungserfahrungen und der Möglichkeit soziale Lernerfahrungen zu machen, zu den beschriebenen vielfältigen Problemen.

Jedoch ist unser Wissen über den langfristigen Verlauf von Bindungsstörungen nach wie vor eher gering, da es bislang an Längsschnittstudien fehlt, in denen Kinder bis ins Erwachsenenalter untersucht werden. Unser Wissen stammt hauptsächlich aus Befragungen von erwachsenen Personen über ihre Situation in der Kindheit. Solche Untersuchungen lassen die Vermutung zu, dass Bindungsstörungen im Kindesalter die Wahrscheinlichkeit für das Auftreten späterer sogenannter Persönlichkeitsstörungen erhöhen. Erwachsene mit einer Borderline-Persönlichkeitsstörung, also mit einem Störungsbild, das unter anderem durch Impulsivität und die Unfähigkeit gekennzeichnet ist, stabile Beziehungen aufzubauen, berichten rückblickend von sich selbst, dass sie als Kinder überdurchschnittlich häufig die Diagnose einer Bindungsstörung erhalten hätten.

Grundsätzlich muss man sagen, dass die Prognose für Bindungsstörungen von vielen Faktoren abhängig ist. Insbesondere eine Verbesserung der Betreuungssituation des Kindes mit Möglichkeiten zum Aufbau stabiler Bindungsbeziehungen zu einer oder mehreren Personen, kann sich positiv auf den Verlauf auswirken. Es konnte auch gezeigt werden, dass Bezugspersonen, welche besonders für die Verhaltensprobleme von Kindern mit Bindungsstörungen sensibilisiert worden waren, einen positiven Einfluss auf den Verlauf dieser Verhaltensstörungen hatten. Jedoch stellen solche Veränderungen der Lebensbedingungen, beispielsweise aufgrund einer Adoption oder Pflegeelternschaft, für ein vernachlässigtes Kind keine Garantie für eine günstige Entwicklung dar. Insbesondere dann, wenn die aversiven Erfahrungen des Kindes sehr lange angehalten haben, erweisen sich bestimmte Probleme als äußerst stabil.

Beziehungs- und Interaktionsmuster, die im Kindesalter erlernt wurden, setzen sich in sehr vielen Fällen im Jugend- und Erwachsenenalter fort. Solche Schwierigkeiten können wiederum die gesellschaftliche und schulische Funktionsfähigkeit deutlich beeinträchtigen. Auch können Gewalt- und Missbrauchserfahrungen von einer Generation auf die nächste übertragen werden. Fachleute sprechen hier von einer transgenerationalen Weitergabe, d.h. von einer Weitergabe über die Generationen hinweg. Das bedeutet, dass sich ungünstige Interaktionen mit fehlender emotionaler Zuwendung und Fürsorge und Gewalterfahrungen von einer Generation auf die nächste übertragen können. Eltern, die also selbst frühe aversive Beziehungserfahrungen gemacht haben, sind oft selbst psychisch schwer belastet und es fehlt ihnen häufig die Kraft, eine fürsorgliche Beziehung zu ihren eigenen Kindern aufzubauen (vgl. hierzu auch „Merkblatt: Gewalt gegen Kinder keine Chance geben“ auf Seite 47f.).

7 Was sind die Ursachen?

Der Begriff „Bindung“ geht auf die Arbeiten des britischen Kinderpsychiaters John Bowlby zurück, der den theoretischen Grundstein für die Bindungstheorie legte. Er untersuchte in den 1950er Jahren im Auftrag der Weltgesundheitsorganisation die psychische Gesundheit von obdachlosen Kindern im Nachkriegseuropa und die Zustände in Kinderheimen und Erziehungsanstalten. Dabei beschrieb er eindrücklich die gravierenden Folgen eines Mangels an emotionaler Zuwendung und Fürsorge in der frühen Kindheit. Vor Bowlby beschrieb bereits René Spitz das Phänomen der sogenannten anaklitischen Depression bei Säuglingen, welche unter Bedingungen aufwachsen mussten, die durch Diskontinuität, z. B. häufig wechselnde Bezugspersonen, und durch fehlende emotionale Zuwendung gekennzeichnet waren.

Harry Harlow, ein amerikanischer Psychologe und Primatenforscher, beobachtete ähnliche Effekte bei jungen Rhesusaffen, die völlig isoliert in Käfigen ohne Kontakt zur Mutter bzw. Spielgefährten aufwuchsen. Die so gehaltenen Affen spielten nicht und zeigten kein Erkundungsverhalten. Vielmehr beobachtete Harlow bei ihnen eine Reihe schwerwiegender und anhaltender Verhaltensauffälligkeiten und auch körperliche Symptome.

Gemäß dieser Befunde müssen wir also davon ausgehen, dass ein anhaltender Mangel an liebevollen Beziehungen zu mindestens einer stabilen Bindungsperson die Entwicklung von Kindern auf der sozioemotionalen Ebene und Verhaltensebene schwer beeinträchtigen kann. Stehen einem Kind im Verlauf seiner Kindheit keine verlässlichen Bindungspersonen zur Verfügung oder kommt es zu wiederholten Trennungen bzw. Wechseln der Bindungspersonen, wird sich sein Bindungsverhalten abweichend entwickeln und es kann zu einer Bindungsstörung kommen.

Es gibt jedoch auch bestimmte Faktoren im Kind selbst, welche das Risiko für die Entstehung einer Bindungsstörung erhöhen können. Extrem unreif geborene Kinder, also Kinder, die vor der 28. Schwangerschaftswoche zur Welt gekommen sind, haben häufig größere Schwierigkeiten mit der Verarbeitung von verschiedenen Umweltreizen. Insbesondere soziale Situationen, in denen parallel verschiedene Informationen gleichzeitig zu integrieren sind, können für solche Kinder herausfordernd und schwierig sein. Bedingt durch diese Defizite in den sogenannten exekutiven Funktionen und den damit einhergehenden Schwierigkeiten, Informationen gleichzeitig zu verarbeiten, fällt es frühgeborenen Kindern oftmals schwer, soziale Informationen zu einem inneren Bild zusammenzufassen. Zudem haben sowohl Kinder als auch ihre Eltern oftmals eine längere Trennung durch einen ggf. notwendigen Krankenhausaufenthalt zu bewältigen, welcher sich ebenfalls ungünstig auf die Bindungsentwicklung auswirken kann.

Auch eine beeinträchtigte Selbstregulationsfähigkeit, bedingt durch extreme Frühgeburtlichkeit oder ein schwieriges Temperament, können den Aufbau sicherer und tragfähiger Beziehungen vonseiten der Eltern erschweren, was wiederum ein Risiko für die Entstehung von Bindungsstörungen darstellt.

8 Was können Eltern tun?

Wie bereits erwähnt, kann dieser Ratgeber keine Beratung bzw. Therapie bei einer Fachperson ersetzen. An dieser Stelle sollen trotzdem einige Hinweise und Anregungen gegeben werden, wie Eltern und weitere Bezugspersonen besser mit den Problemen des Kindes umgehen können.

Im Anhang des Ratgebers finden Sie einige hilfreiche Materialien, welche Sie bei der Erziehung unterstützen können (z. B. „Erziehungstipps zur gewaltfreien Erziehung“ auf Seite 51ff., „Merkblatt: Gewaltfreie Erziehung“ auf Seite 49f.) bzw. die Ihnen wichtige Hinweise zur Verbesserung der Beziehung zu Ihrem Kind geben sollen (z. B. „Merkblatt: Unterstützung positiver Beziehungen“ auf Seite 45f.).

Wenn bei einem Kind eine Bindungsstörung diagnostiziert wurde, muss das wichtigste Ziel die Verbesserung der Beziehungsumwelt und die Schaffung von Bindungskontinuität sein. Die grundlegende Voraussetzung für die Entwicklung sicherer Bindungsbeziehungen sind Momente positiver Interaktion und des Dialogs, in denen Eltern bzw. Bezugspersonen dem Kind gegenüber ein feinfühliges und angemessenes Interaktionsverhalten zeigen. Dadurch kann das Kind ein Gefühl der Sicherheit und Verbundenheit entwickeln.

Elterliches Ausdrucksverhalten und den emotionalen Ausdruck des Kindes abstimmen

Bereits der englische Kinderpsychiater Winnicott betonte, dass das Gesicht der Mutter die erste Spiegelung des Säuglings sei. Dabei bedeutet Spiegelung die einfühlsame Reaktion der Mutter bzw. der Eltern auf die kindlichen emotionalen Äußerungen. Dies umfasst das Aufnehmen und die Imitation der kindlichen Mimik und Gestik, ihre Versprachlichung sowie eine positive emotionale Reaktion auf die kindlichen Signale. Entsprechend sollten Eltern versuchen, den emotionalen Ge-

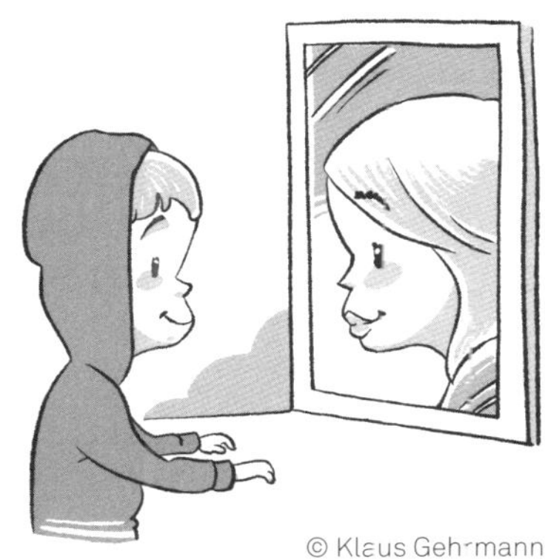

© Klaus Gehrmann

sichtsausdruck ihres Kindes im Alltag immer wieder zu spiegeln und zu versprachlichen. Dieses emotionale Mitschwingen bzw. die emotionale Synchronität zwischen Eltern und Kind ist für die Ausbildung einer sicheren Bindungsbeziehung und der Fähigkeit sich selbst zu steuern und mit anderen mitzufühlen von größter Bedeutung. Vor allem die zeitliche und inhaltliche Abstimmung der elterlichen Reaktionen auf das kindliche Verhalten bzw. den emotionalen Ausdruck des Kindes ist dabei der entscheidende Faktor für den Aufbau einer sicheren Bindung.

Die elterliche Neigung, das kindliche Ausdrucksverhalten nachzuahmen, führt dazu, dass Kinder ihre reifenden motorischen, mimischen und sozialkommunikativen Fähigkeiten selbstwirksam erproben und einüben können und durch die konstanten Reaktionen der Eltern immer wieder Erfahrungen der eigenen Wirksamkeit machen können. Wirksamkeitserfahrung in diesem Sinne meint, dass die Kinder feststellen, dass auf ihr Verhalten vorhersagbar und verlässlich eine positive Reaktion folgt.

Altersgerechte Verhaltensregeln zum Umgang mit der Familie, Freunden, Bekannten und fremden Personen einüben

Besonders bei Kindern, welche gegenüber unvertrauten Personen übermäßig zutraulich sind oder distanzgemindertes Verhalten zeigen (z. B. mit Fremden mitgehen, Fremden sofort sehr persönliche Fragen stellen oder körperlich zu nahekommen), sollten Eltern oder Bezugspersonen altersgerechte Regeln zum Umgang mit fremden Personen vermitteln. Das Verhalten des Kindes sollte dabei anhand konkreter, aktueller Beispiele angesprochen werden. In diesem ersten Schritt gilt es, dem Kind nachvollziehbar zu machen, was eine vertraute und was eine fremde Person ausmacht (z. B. „Freunde der Familie trifft man regelmäßig und weiß von ihnen dieses oder jenes; eine Verkäuferin sieht man zwar ab und zu, aber man weiß nichts Genaueres über sie“). Anhand solcher Beispiele können Eltern mit dem Kind verschiedene nach Bekanntheitsgrad gestaffelte Kategorien bilden (z. B. Familie, Freunde, Bekannte, Fremde). In einem zweiten Schritt können nun Verhaltensregeln in Bezug auf den Umgang bzw. das Verhalten gegenüber Menschen aus den unterschiedlichen Kategorien besprochen und anhand konkreter Beispiele eingeübt werden. Es sollte jedoch darauf geachtet werden, das Kind nicht zu verängstigen. Zum Aufbau dieser neuen Verhaltensweisen sollte dem Kind zu Beginn immer wieder zeitnahes und konkretes Feedback zu dem Zielverhalten gegeben werden, wobei positives Feedback (auch für kleinste positive Verhaltensänderungen) überwiegen sollte.

9 Was können Pflege- und Adoptiveltern tun?

Nicht allen Kindern steht eine sichere Basis in Form sicherer Bindungsbeziehungen innerhalb der Herkunftsfamilie zur Verfügung. Sind Eltern nicht in der Lage, selbst für ihr Kind zu sorgen, so besteht die Möglichkeit der Fremdunterbringung in einer Pflegefamilie oder in einer Institution der Jugendhilfe. In einem solchen veränderten Rahmen hat das Kind die Möglichkeit, korrigierende Bindungserfahrungen zu machen. Vor diesem Hintergrund ist es deshalb extrem wichtig, dass Pflegeeltern[2] als sichere Basis fungieren. Die Fremdunterbringung und damit die Trennung des Kindes von seiner Herkunftsfamilie bzw. seiner primären Bezugsperson ist einer der stärksten und nachhaltigsten Eingriffe in das Leben eines Kindes. Eine solche Trennung führt zu existenzieller Angst und aktiviert das kindliche Bindungssystem maximal. Wird das Kind in einer Pflegefamilie untergebracht, übernehmen die Pflegeeltern die Rolle der Bindungspersonen. Das Kind richtet seine Wünsche und Bedürfnisse nach Nähe, Zuwendung und Liebe nun an die Pflegeeltern. In wechselseitigen Interaktionen kann das Kind dadurch im Laufe der Zeit neue Vorstellungen von sich selbst und von Beziehungen entwickeln. Mit Hilfe und Unterstützung der Pflegeeltern kann es dem Kind gelingen, sich auf die neue Eltern-Kind-Beziehung einzulassen.

Jedoch vollzieht sich die Integration eines Kindes in eine Pflegefamilie über einen länger andauernden Prozess, welcher zum Teil hohe Anforderungen an die Pflegeeltern stellt:

1. In einer ersten Phase passt sich das Kind oftmals scheinbar konfliktlos den neuen Lebensbedingungen an. Da es nicht weiß, ob diese gut oder schlecht sind, geht es „auf Nummer sicher" und verhält sich häufig eher überangepasst. Dadurch hält das Kind seine eigene Unsicherheit unter Kontrolle, was als Hinweis auf eine gelungene Integration in die Pflegefamilie fehlinterpretiert werden kann. Um dem Kind eine nachhaltige Integration zu ermöglichen, muss ihm das Gefühl vermittelt werden, so angenommen zu sein, wie es ist.
2. In einer zweiten Phase entstehen häufig erste Krisen und Konflikte in der Beziehung zu den Pflegeeltern. Hier reinszeniert das Kind Erfahrungen

2 Der besseren Lesbarkeit halber wird im Text nur von Pflegeeltern gesprochen. Alle genannten Empfehlungen sind auch für Adoptiveltern gültig.

aus früheren Beziehungen in der neuen Familie, d.h. es zeigt ein Verhalten, das es auch schon in seiner Herkunftsfamilie gezeigt hat. Solche Reinszenierungen können mit erheblichen emotionalen Reaktionen verbunden sein, welche zu Verhaltensauffälligkeiten und Konflikten führen. Wenn die Pflegeeltern in der Lage sind, auch starke emotionale Reaktionen oder auffälliges Verhalten beim Pflegekind anzunehmen, sich darauf einzulassen, aber dennoch auch liebevoll Grenzen zu setzen, bekommen Kinder die Möglichkeit für korrigierende Erfahrungen (vgl. auch „Erziehungstipps zur gewaltfreien Erziehung" auf Seite 51ff., „Merkblatt: Gewaltfreie Erziehung" auf Seite 49f.).

3. Gelingen einem Kind korrigierende Bindungserfahrungen, so kann es in einer dritten Phase zur sogenannten Regression kommen. Das bedeutet, dass das Kind auf frühere Entwicklungsstufen zurückkehrt, um von dort aus neue Bindungsbeziehungen aufzubauen. Eine solche Regression ermöglicht es dem Kind seine scheinbare und nicht entwicklungsangemessene Selbstständigkeit aufzugeben und sich in Abhängigkeit zur schützenden Bindungsperson zu begeben. Das Kind zeigt dann Verhaltensweisen, die üblicherweise jüngere Kinder zeigen, es kann dann sehr anhänglich sein oder wie ein jüngeres Kind behandelt werden wollen. Werden in dieser neuen Beziehungskonstellation diese kindlichen Bedürfnisse adäquat befriedigt, erfährt das Pflegekind also Anerkennung und Bestätigung, wird es in der Lage sein, ein funktionierendes emotionales Regulationssystem zu entwickeln. In der Phase der Regression ist es besonders wichtig, dass sich die neuen Bindungspersonen von den Bedürfnissen des Kindes leiten lassen und diese nicht als unangemessen zurückweisen. Gelingt dies nicht und erfährt das Kind erneut die Zurückweisung seiner Bindungsbedürfnisse (z.B. weil sein Verhalten fehlinterpretiert wird), kann es zu einer erneuten Bindungstraumatisierung und Beziehungsabbrüchen kommen.

Aus dem hier beschriebenen Prozess wird deutlich, wie wichtig eine professionelle Vorbereitung und Begleitung von Pflegeeltern bzw. anderen Bindungspersonen ist. Denn es ist extrem entscheidend, ob diese Erwachsenen in der Lage sind, das Kind mit seinem herausfordernden Verhalten anzunehmen und ihm neue positive Bindungserfahrungen zu ermöglichen. Dies kann eine sehr große Herausforderung für die neuen Bezugspersonen sein. Eine gute Vorbereitung oder Vorerfahrungen, welche die Pflegeeltern mitbringen, haben dabei einen großen Einfluss auf ihre Erwartungen an das Kind und beeinflussen somit stark ihren Umgang mit auftretenden Verhaltensproblemen. Pflege- oder Adoptiveltern, die gut auf emotionale Reaktionen vorbereitet sind, können oftmals besser für eine stabile und sichere Beziehung zum Kind sorgen. Erleichtert wird das Verständnis für kindliche Signale und Gefühle, wenn Pflegeeltern die Geschichte und damit die bisherigen Beziehungserfahrungen des Kindes kennen. Bindungswissen hilft Pflegeeltern außerdem beim Beziehungsaufbau und der Beziehungsgestaltung zu ihrem Pflegekind.

Sollten Pflege- oder Adoptivkinder gegenüber unvertrauten Personen mit unangemessen zutraulichem oder sehr distanzlosem Verhalten auffallen (z.B. keine Scheu fremden Menschen gegenüber zeigen, ohne Nachzufragen mit diesen mitgehen oder diesen körperlich sehr nahe kommen), sollte – wie bereits im Kapitel 8 beschrieben – folgendermaßen vorgegangen werden: Die Bezugspersonen sollten zunächst dem Kind altersgerecht vermitteln, welche unterschiedlichen Gruppen (Kategorien) von Menschen es in Bezug auf Bekanntheit bzw. Fremdheit gibt (z.B. Familie, Freunde, Bekannte, Fremde) und anhand welcher Kennzeichen man diese Gruppen voneinander unterscheiden kann. In einem zweiten Schritt sollten dann Verhaltensregeln für den Umgang mit den verschiedenen Gruppen erarbeitet werden. Für das erfolgreiche Einüben des neuen Verhaltens ist dabei insbesondere wiederholtes positives Feedback bedeutsam.

10 Was können Psychotherapeuten sowie Kinder- und Jugendpsychiater tun?

Oftmals fällt es Eltern oder auch Pflegeeltern schwer, professionelle Hilfe in Anspruch zu nehmen, da sie befürchten, sich damit ihre Unfähigkeit einzugestehen. Vielfach ist das „Elternsein" stark durch bestimmte Idealvorstellungen geprägt, welche unter anderem auch durch die Medien beeinflusst werden. Solche Idealvorstellungen entsprechen jedoch selten der Realität des Alltags und können dazu führen, dass Eltern sich scheuen, professionelle Hilfe in Anspruch zu nehmen. Insbesondere die elterlichen Gefühle dem Kind gegenüber können teilweise sehr widersprüchlich sein. Einerseits fühlen sich Eltern mit ihrem Kind emotional verbunden, andererseits können aber auch aggressive Gefühle oder Ablehnung präsent sein. Wenn die Probleme in der Beziehung zu Ihrem Kind bzw. seine Verhaltensprobleme über einen längeren Zeitraum bestehen, bisherige Versuche, die Probleme selbst in den Griff zu bekommen, gescheitert sind und/oder Sie sich sehr stark belastet fühlen, ist es sinnvoll sich Unterstützung zu suchen.

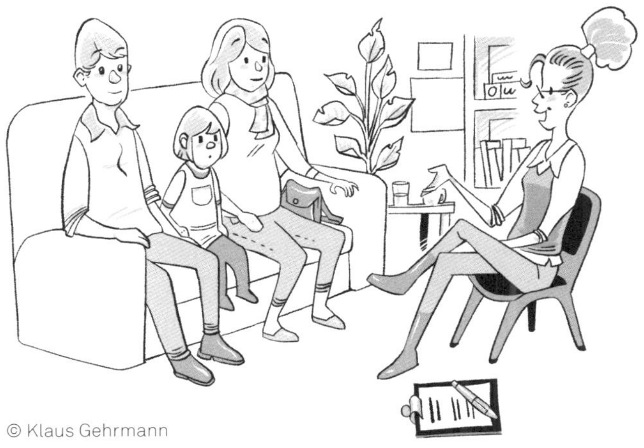

© Klaus Gehrmann

Kinder- und Jugendlichenpsychotherapeuten sind im Grundberuf Ärzte, Psychologen oder Pädagogen, welche eine spezifische Ausbildung für die psychotherapeutische Behandlung von Kindern, Jugendlichen und deren Eltern absolviert haben. Bevor der Psychotherapeut eine Therapie beginnen kann, wird er Ihnen und Ihrem Kind viele Fragen stellen. Möglicherweise wird er Sie und Ihr Kind auch in verschiedenen Situationen beobachten. Der Kinder- und Jugendlichenpsychotherapeut oder der Kinder- und Jugendpsychiater – eine Person, die Medizin studiert hat und anschließend eine Facharztausbildung im Bereich der Kinder- und Jugendpsychiatrie absolviert hat – wird gemeinsam mit Ihnen und Ihrem Kind die Problemlage analysieren und nach Lösungen suchen. Danach werden Sie in der Umsetzung dieser Lösungsansätze unterstützt. Das heißt der Therapeut hilft Ihnen, die gemeinsam erarbeiten Lösungsansätze in Ihren Alltag zu übertragen. So wird er Sie unter anderem im Erkennen und im angemessenen Umgang mit den Verhaltenssignalen Ihres Kindes unterstützen und Ihnen helfen, wieder entspannte und spielerische Interaktionen möglich zu machen. Denn durch eine gezielte Förderung positiver Interaktionen und Beziehungserfahrungen zwischen Ihrem Kind und Ihnen können sich auch die Symptome ihres Kindes verbessern. Deshalb werden sowohl Ihr Kind als auch Sie in die Therapie einbezogen. Dabei ist das erste Ziel der Behandlung von Bindungsstörungen die Schaffung eines stabilen und sicheren Umfeldes, in dem Ihr Kind lernen kann, Sicherheit spendende Beziehungen aufzubauen. Hierfür kann auch der Einbezug weiterer Fachpersonen aus der Jugendhilfe (z. B. Sozialpädagogen) wichtig sein. Dauert die pathogene (d. h. die schädigende) Beziehungssituation des Kindes an, sollten psychotherapeutische Maßnahmen erst dann durchgeführt werden, wenn nachhaltige Veränderungen in der Familie eingeleitet und sichergestellt worden sind.

Grundsätzlich greifen zwei psychotherapeutische Therapieformen ineinander: die Einzeltherapie Ihres Kindes und eine Familien- bzw. Systemtherapie (Arbeit mit Mutter, Vater und Kind zusammen). Die aktive Mitarbeit der verschiedenen Bezugspersonen des Kindes ist also von zentraler Bedeutung.

Ziel der Einzeltherapie des Kindes ist eine Reduktion der unterschiedlichen Symptome des Kindes und eine bindungsorientierte Begleitung des Prozesses der Neugestaltung von Bindungsbeziehungen.

Ziel der Familien- bzw. Systemtherapie ist vor allem eine Förderung der elterlichen Feinfühligkeit, positiver Eltern-Kind-Interaktionen und damit eine Verbesserung sicherer Bindungsbeziehungen. Der Therapeut möchte Sie dabei unterstützen, Ihre Beziehung zu Ihrem Kind zu verbessern und mehr positive Interaktionen zu erleben, auch wenn Ihr Kind aufgrund von emotionalen bzw. Verhaltensproblemen schwer zu erreichen ist. Dabei gibt es zwei mögliche therapeutische Ansatzpunkte:

1. Ihr Therapeut setzt auf der Verhaltensebene an und erarbeitet, unter anderem durch den Einsatz von sogenanntem Video-Feedback, gemeinsam mit Ihnen neue Verhaltensweisen. Dafür werden Sie zunächst in der Interaktion mit Ihrem Kind gefilmt, z.B. in Spielsituationen. Im Anschluss betrachten Sie und Ihr Therapeut den Videoausschnitt gemeinsam und besprechen die relevanten Inhalte. Hierbei werden zunächst vor allem die positiven Aspekte der Interaktionen hervorgehoben, bevor in weiteren Schritten versucht wird, weniger gelungene Interaktionen zu verbessern. Somit soll die Beziehung zum Kind schrittweise verbessert werden bzw. sollen positive Interaktionen aufgebaut und gefestigt werden, auch wenn das Kind aufgrund von emotionalen bzw. Verhaltensproblemen schwer zu erreichen ist. Der Therapeut wird Sie außerdem in Ihren Strategien zum angemessenen Umgang mit emotionalen und Verhaltensschwierigkeiten Ihres Kindes unterstützen. Insbesondere in Stresssituationen bzw. Situationen der eigenen Überforderung, sollte eine feinfühlige und fürsorgliche Haltung dem Kind gegenüber bewahrt werden können (vgl. auch „Merkblatt: Gewaltfreie Erziehung“ auf Seite 49f.).
2. Ihr Therapeut bearbeitet mit Ihnen Ihre eigenen aktuellen und vergangenen Beziehungserfahrungen. In diesem Kontext wird er Sie zur Reflexion eigener Kindheitserfahrungen anleiten. Dadurch soll es Ihnen möglich werden, die Beziehung zu Ihrem Kind zu reflektieren und Veränderungsschritte zur Verbesserung der Beziehung einzuleiten. In diesem Zusammenhang kann auch die Bearbeitung eigener traumatischer Erfahrungen wichtig sein. Außerdem wird Sie der Therapeut unterstützen, an Ihren eigenen Gefühlen, wie z.B. Wut, Angst, Frustration oder Ärger, zu arbeiten. Elterliche Gefühle dem Kind gegenüber können manchmal sehr widersprüchlich sein. Einerseits fühlen Sie sich mit ihrem Kind emotional verbunden, andererseits treten vielleicht aber auch negative Gefühle auf. Im Rahmen einer einfühlsamen psychotherapeutischen Beratung wird Ihnen geholfen, solche Widersprüche wahrzunehmen und zu ergründen. Eine verzerrte, extrem negative Wahrnehmung des Kindes sollte mithilfe des Therapeuten korrigiert werden.

Falls Sie selbst eigene psychische Probleme haben, z. B. Depressionen oder Ängste, oder falls es erhebliche Probleme in Ihrer Partnerschaft gibt, kann eine eigene psychotherapeutische Behandlung oder eine Paartherapie sinnvoll sein.

11 Könnten Medikamente helfen?

Die Kernsymptome von Bindungsstörungen sollten gemäß den Leitlinien der Deutschen Gesellschaft für Kinder- und Jugendpsychiatrie und -psychotherapie, welche sich auf den aktuellen Stand der Forschung stützen, nicht medikamentös behandelt werden.

Ausgeprägte und anhaltende zusätzliche Störungen (z.B. hyperkinetische Störungen) können jedoch eine Psychopharmakotherapie erforderlich machen. Eine medikamentöse Behandlung sollte insbesondere bei sehr jungen Kindern mit großer Zurückhaltung angegangen werden – auch beim Vorhandensein der genannten komorbiden Störungen –, da bisher kaum wissenschaftliche Studien zu den kurz- und langfristigen Effekten von Medikamenten auf das sich entwickelnde Nervensystem vorliegen.

12 Gibt es noch weitere Hilfen?

Die vielfältigen Probleme bindungsgestörter Kinder machen es manchmal erforderlich, auf Angebote der Kinder- und Jugendhilfe zurückzugreifen. Diese sind in den deutschsprachigen Ländern Deutschland, Schweiz und Österreich unterschiedlich geregelt. In Deutschland sind die Leistungen der Kinder- und Jugendhilfe als Hilfen zur Erziehung im Achten Sozialgesetzbuch §§ 27 ff. SGB VIII geregelt. Diese bieten eine Reihe von Angeboten, von denen an dieser Stelle die wichtigsten kurz vorgestellt werden sollen.

Erziehungsberatung

Eine Erziehungsberatung umfasst die Beratung bei Schwierigkeiten in der Erziehung, wenn diese zu einer so großen Belastung werden, dass Eltern sie nicht mehr bewältigen können. Dies ist häufig dann der Fall, wenn Kinder heftige Trotzreaktionen, Angst, Aggressivität oder andere emotionale Auffälligkeiten zeigen, oder wenn sich Eltern Sorgen um andere familiäre Belastungen machen.

In vielen Städten und Gemeinden gibt es Einrichtungen der Erziehungs- und Familienberatung. Als Hilfen zur Erziehung wird die Erziehungsberatung in Beratungsstellen, welche von der öffentlichen Hand finanziert werden, in Deutschland kostenfrei angeboten. Erziehungsberatung kann von den Familien direkt, in der Regel mit (selten ohne) Voranmeldung in Anspruch genommen werden. Bewilligt das Jugendamt den Antrag zur Kostenübernahme einer Erziehungsberatung, können sich Familien auch bei Beratern in freier Praxis kostenfrei beraten lassen.

Erziehungsbeistandschaft

Die Erziehungsbeistandschaft ist ein freiwilliges Angebot der Jugendhilfe und wird auf Antrag der Sorgeberechtigten eingeleitet, wobei der Beistand auf Anordnung des Jugendgerichtes tätig wird. Eine Erziehungsbeistandschaft steht somit Familien als kontinuierliche und partnerschaftliche Erziehungsbegleitung „mit Rat und Tat“ zur Verfügung. Eine Erziehungsbeistandschaft setzt die Kooperationsbereitschaft der Eltern voraus, da die elterliche Sorge weiterhin bestehen bleibt. Die Eltern sind aufgefordert, in der Erziehung des Kindes mit dem Beistand zusammenzuarbeiten.

Der Beistand hat das Recht auf Einblick und Auskunft und ist befugt, den Eltern bei der Förderung und Erziehung des Kindes Empfehlungen und Anleitung zu geben. Der Beistand fördert nach Möglichkeit die vorhandenen elterlichen Fähigkeiten und ergänzt diese soweit notwendig durch eigenes aktives Handeln.

Darüber hinaus können einem Beistand besondere Aufgaben zugewiesen werden, denen er sich widmen soll, wie beispielsweise die Vertretung des Kindes bei der Feststellung der Vaterschaft, bei der Wahrung seines Unterhaltsanspruches oder die Überwachung des persönlichen Verkehrs (d.h. z.B. der Kontakte zu einem Elternteil, die sogenannte Besuchsrechtsbeistandschaft).

Sozialpädagogische Familienhilfe

Die Sozialpädagogische Familienhilfe (SPFH) oder Sozialpädagogische Familienbegleitung (SPF) ist ein aufsuchendes Angebot der Kinder- und Jugendhilfe, um Familien bei der Bearbeitung unterschiedlichster familiärer Problemlagen zu unterstützen und dadurch die Lebensbedingungen der betroffenen Kinder und Jugendlichen zu verbessern. Dabei ist auch hier der Fokus auf das Kindeswohl und die Entwicklung des Kindes gerichtet.

Eine SPF/SPFH soll Eltern in ihren Erziehungskompetenzen und ihrer Lebensgestaltung unterstützen, um stabile Beziehungen zum Kind zu fördern und einen konstruktiven Umgang mit innerfamiliären Spannungen sowie die individuelle Förderung des Kindes zu ermöglichen. Sie stärkt somit die Eigenverantwortung der Eltern und bietet Hilfe zur Selbsthilfe an.

Pflegefamilien, stationäre Jugendhilfeeinrichtungen oder sonstige betreute Wohnformen

Schwerwiegende familiäre Probleme, bei denen das Wohl und die Entwicklung des Kindes gefährdet sind, können dazu führen, dass Kinder in eine Pflegefamilie, eine stationäre Jugendhilfeeinrichtung oder in einer anderen betreuten Wohnform untergebracht werden. Die Platzierung eines Kindes in einer dieser Einrichtungen soll Kindern und Jugendlichen mit ihren spezifischen pädagogischen und therapeutischen Methoden einen neuen Lebensort geben, an dem sie alters- und entwicklungsentsprechend gefördert werden. Dabei ist eine solche Maßnahme entweder vorübergehend mit der Perspektive einer Rückkehr in die eigene oder eine andere Familie oder als langfristige Lebensform zur Vorbereitung auf ein selbstständiges Leben gedacht.

Im Kontext der Fremdplatzierung ist bindungsorientiertes sensitives Handeln von fundamentaler Bedeutung (vgl. auch Kapitel 9). Insbesondere in institutionalisierten Einrichtungen (Heime, betreute Wohneinrichtungen) ist es wichtig, dass die Organisationskultur und das Klima der Institution bereits bestehende und neue Bindungsbeziehungen fördern. Dabei ist die Zusammenarbeit mit und der Respekt gegenüber den Eltern und dem Kind entscheidend, um Loyalitätskonflikte und Schamgefühle zu vermeiden, welche eine Bindungsbeziehung verhindern können. So kann die enge Zusammenarbeit zwischen Institution und familiärer Struktur im Heimkontext als Chance für eine wirkungsvolle Erziehungshilfe und als Möglichkeit für bindungskorrigierende Erfahrungen genutzt werden.

Anhang

Zitierte Literatur

Bolten, M., Equit, M., Gontard, A. von & In-Albon, T. (2021). *Strukturiertes Interview für das Vorschulalter (SIVA: 0–6)*. Trier: ZPID – open test archive. http://dx.doi.org/10.23668/psycharchives.4583

Bolten, M., Schanz, C. G. & Equit, M. (2021). *Bindungsstörungen* (Leitfaden Kinder- und Jugendpsychotherapie). Göttingen: Hogrefe. https://doi.org/10.1026/02732-000

Weiterführende Literatur

Bolten, M. (2019). Klinische Bindungsforschung. In S. Schneider & J. Margraf (Hrsg.), *Lehrbuch der Verhaltenstherapie* (Bd. 3, S. 51–72). Berlin: Springer.

Bowlby, J. (2018). *Bindung als sichere Basis. Grundlagen und Anwendung der Bindungstheorie* (4. Aufl.). München: Ernst Reinhardt.

Brisch, K. H. (2019). *Bindungsstörungen. Von der Bindungstheorie zur Therapie* (16. Aufl.) Stuttgart: Klett-Cotta.

Equit, M. & Bolten, M. (2018). Bindungsaufbau im ersten Lebensjahr: Warum eine sichere Basis so wichtig ist. *Pädiatrie, 15* (2), 21–28.

Schleiffer, R. (2015). *Fremdplatzierung und Bindungstheorie*. Weinheim: Beltz Juventa.

Liste auffälligen Bindungsverhaltens (vgl. Bolten et al., 2021)		
Beantworten Sie bitte folgende Fragen:	**Ja**	**Nein**
Hat Ihr Kind Vernachlässigung erfahren? Sind z. B. in irgendeiner Phase der Entwicklung seine Bedürfnisse nach Geborgenheit, Anregung oder Zuneigung nicht befriedigt worden?	☐	☐
Gab es bei Ihrem Kind in irgendeiner Phase der Entwicklung wiederholte Wechsel der Bezugspersonen?	☐	☐
Ist Ihr Kind in einem ungewöhnlichen Umfeld aufgewachsen, das individuelle Bindungen erschwerte, z. B. in einem Heim, in dem es wenig Konstanz in der Betreuung durch die betreuenden Fachpersonen gab?	☐	☐
Kommt es vor, dass Ihr Kind Nähe sucht, sich dann aber abwendet bzw. Sie wegstößt, wenn Sie es z. B. in den Arm nehmen wollen?	☐	☐
Sucht Ihr Kind kaum Nähe zu Ihnen (oder anderen Bezugspersonen), auch wenn es ihm nicht gut geht?	☐	☐
Ist Ihr Kind häufig übermäßig zutraulich zu fremden Menschen? Setzt es sich z. B. bei einer fremden Person auf den Schoß?	☐	☐
Lässt sich Ihr Kind nie oder fast nie von Ihnen (oder anderen Bezugspersonen) trösten?	☐	☐
Wenn sich Ihr Kind wehgetan hat oder wenn es traurig ist, reagiert es dann abweisend, wenn Sie oder eine andere Betreuungsperson es trösten wollen?	☐	☐
Sucht Ihr Kind wahllos Trost bei ihm fremden Menschen, wenn es ihm nicht gut geht?	☐	☐
Ist Ihr Kind schon einmal mit Fremden mitgegangen oder wäre es mitgegangen, wenn Sie es nicht aufgehalten hätten?	☐	☐
Wenn Ihr Kind an einen neuen Ort kommt, schaut es beim Erkunden nie oder fast nie zu Ihnen (oder anderen Bezugspersonen) zurück?	☐	☐
Nimmt Ihr Kind kaum Kontakt zu anderen Kindern oder Erwachsenen auf? Reagiert es beispielsweise nicht, wenn es angesprochen wird oder zieht es sich vollständig zurück?	☐	☐
Ist Ihr Kind häufig unerklärlicherweise gereizt, traurig oder sehr ängstlich?	☐	☐
Ist Ihr Kind anderen Menschen (auch Fremden) gegenüber immer wahllos (unangemessen) freundlich?	☐	☐

Merkblatt: Unterstützung positiver Beziehungen 1/2

Liebe Eltern, liebe Pflegeeltern,

die Beziehung und Liebe zwischen Ihnen und Ihrem Kind bildet die Basis für seine gesamte sozioemotionale Entwicklung. Oft gibt es aber im Alltag mit einem Kind auch Momente von Wut, Enttäuschung und Frust, welche es Eltern schwermachen können, positiv mit ihrem Kind zu interagieren. Im Folgenden finden Sie einige Anregungen zur Stärkung der Beziehung zu Ihrem Kind und wie Sie mit eigenen frustrierenden Gedanken und Gefühlen umgehen können.

Es kann vorkommen, dass Ihr Kind Verhaltensweisen zeigt, die den Eindruck erwecken, als ob Ihr Kind Sie provozieren möchte. Jedoch ist dies nur in Ausnahmefällen der Fall. Stattdessen drückt das „Problemverhalten" des Kindes ein unbefriedigtes Bedürfnis (z. B. nach Nähe und Aufmerksamkeit) aus. Um nicht sofort mit starker Wut zu reagieren, empfehlen wir Ihnen folgende Schritte zu beachten:

1. Ich bin frustriert und mein Kind ist frustriert.
   - Wenn notwendig, nehme ich mir ein „Time-Out"[3] (für mich, für mein Kind, für uns beide).
   - Ein „Time-Out" kann ein erster wichtiger Schritt sein, um mich selbst zu beruhigen, darf aber keine Strafe für mein Kind darstellen (Liebesentzug).
2. Ich bin (ausreichend) ruhig, mein Kind ist (noch immer) frustriert.
   - Ich übernehme die Verantwortung für ein Beziehungsangebot (Anbieten von Körperkontakt oder Gesprächen), weil mein Kind noch außer sich ist.
   - Ich wechsele (gemeinsam mit dem Kind) den Ort und gehe zu einem neutralen Ort, um einen Perspektivwechsel für uns beide zu erreichen.
   - Wir sitzen zusammen und ich helfe meinem Kind seine Gefühle zu ordnen und seine Gefühle zu benennen (z. B. „Es sieht aus, als wärst du sehr wütend/ängstlich/traurig.", „Ich kann spüren, wie hart das für dich ist.").
   - Ich versuche mit meiner Stimme ruhig, freundlich, aber auch klar zu bleiben.
   - Ich spreche über meine Gefühle und was gerade geschehen ist („Als du ... getan hast, habe ich mich ... gefühlt.").
   - Ich bleibe bei meinem Kind, bis es ruhig genug ist.

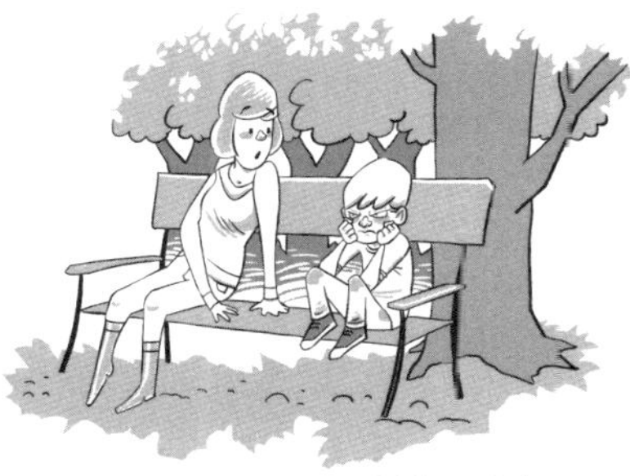

© Klaus Gehrmann

3 Time-Out oder auch Auszeit, bedeutet, dass Sie sich für einen kurzen (!) Moment zurückziehen, um sich selbst zu beruhigen. Dies kann heißen, dass Sie kurz nach draußen gehen, um Luft zu schnappen, in der Küche ein Glas Wasser oder einen Kaffee trinken etc. Manchmal reicht es auch, wenn Sie sich vom Kind ab- und einer anderen Aktivität zuwenden.

Merkblatt: Unterstützung positiver Beziehungen **2/2**

3. Ich bin (ausreichend) ruhig und mein Kind ist (ausreichend) ruhig.
   - Ich helfe meinem Kind, Worte für seine Bedürfnisse und Gefühle zu finden.
   - Ich helfe meinem Kind, Verantwortung für sein Verhalten, seine Bedürfnisse und Wünsche zu übernehmen. Ich übernehme Verantwortung für meine Aufgaben (Regeln, klare Kommunikation).
   - Wir sprechen über alternative Reaktionen und Verhaltensweisen bei spezifischen Bedürfnissen und Wünschen in der Zukunft.

Indem Sie mit Ihrem Kind gemeinsam über seine Gefühle, Bedürfnisse und Möglichkeiten, diese zu erfüllen, sprechen, helfen Sie ihm sich seiner Gefühle bewusst zu werden und diese zu organisieren. Außerdem wird die Beziehung zu Ihnen als Bindungsperson gefestigt.

Merkblatt: Gewalt gegen Kinder keine Chance geben 1/2

Gewalt – egal in welcher Form – schädigt und traumatisiert Kinder und Jugendliche! Die Formen der Gewaltanwendung sind vielfältig:

1. *Körperliche Misshandlung.* Unter körperliche Misshandlung fallen alle Formen physischer Gewalt, egal ob im Affekt oder als bewusst geplante „Erziehungsmaßnahme".
2. *Psychische Misshandlung.* Handlungen oder Worte, durch welche ein Kind oder Jugendlicher bedroht oder in große Angst versetzt, abgelehnt oder gedemütigt wird.
3. *Seelische und körperliche Vernachlässigung.* Seelische und körperliche Vernachlässigung bedeuten, dass die emotionalen (z.B. Zuwendung und Liebe), seelischen (z.B. Anregung und Schutz) und körperlichen (z.B. Nahrung und saubere Kleidung) Bedürfnisse eines Kindes nicht ausreichend beachtet werden. Entwicklungsrückstände, Verhaltensstörungen und unter Umständen eine lebensbedrohende gesundheitliche Gefährdung können entstehen.
4. *Sexuelle Gewalt.* Sexuelle Gewalt bedeutet, dass eine Person ihre eigene Überlegenheit oder die Unwissenheit, das Vertrauen oder die Abhängigkeit eines Kindes oder Jugendlichen benutzt, um eigene sexuelle Bedürfnisse oder jene von anderen Personen zu befriedigen.

Gewalt an Kindern erkennen

Kinder, die Gewalt oder Vernachlässigung erleben, sprechen ihre Situation oft nicht von selbst an. Erwachsene sollten daher besonders aufmerksam sein, um solche Fälle zu erkennen. Leider gibt es keine eindeutigen Merkmale und somit auch keine klaren Checklisten. Außergewöhnliches oder plötzlich verändertes Verhalten kann jedoch immer ein Warnsignal bzw. Hinweis auf Gewalt- oder Missbrauchserfahrungen sein. Nachfolgend sind mögliche Auffälligkeiten benannt, welche als Indizien interpretiert werden können, denen genauer nachgegangen werden sollte:

Das Kind ...

1. spricht das Erlebte offen an.
2. macht mehr oder weniger versteckte Andeutungen (z.B. Aussagen, Rollenspiele, Bilder).
3. verhält sich plötzlich besonders ruhig, weinerlich, ängstlich oder anhänglich (deutlich mehr als in der Vergangenheit).
4. ist plötzlich übermäßig aktiv, aggressiv oder abweisend (deutlich mehr als in der Vergangenheit).
5. will beim Turnen oder Schwimmen nicht mehr mitmachen und will sich vor anderen nicht mehr umziehen.

Merkblatt: Gewalt gegen Kinder keine Chance geben 2/2

6. macht Entwicklungsrückschritte: nässt (wieder) ein, spricht nicht mehr oder nur noch in Babysprache, bekommt plötzlich Lernschwierigkeiten.
7. zeigt andere Verhaltensauffälligkeiten: kaut vermehrt Nägel, reißt sich Haare aus.
8. ist krankheitsanfälliger als früher, hat Ausschläge beziehungsweise wiederholt Infektionen im Mund- oder Genitalbereich.
9. leidet plötzlich unter Bauchschmerzen und -krämpfen.
10. hat plötzlich Sprechstörungen (z. B. Stottern, spricht nicht mehr).
11. fällt durch Essstörungen oder Unterernährung auf.
12. leidet an Schlafstörungen.
13. reagiert auffällig bzw. irritiert bei körperlicher Annäherung.
14. verletzt sich selbst oder unternimmt einen Suizidversuch.
15. nimmt Drogen oder andere Substanzen.
16. hat Verletzungen am Körper, im Gesicht, am Kopf, im Genitalbereich oder hat Kratzspuren und Brandwunden.

Richtig handeln bei Gewalt an Kindern und Jugendlichen

Wenn Sie den Verdacht haben, dass ein Kind oder Jugendlicher in Ihrer Umgebung Opfer von Gewalt oder Vernachlässigung ist, bewahren Sie Ruhe und überstürzen Sie nichts. Nehmen Sie Ihre Vermutungen ernst und schieben Sie diese nicht beiseite. Es ist besser, einmal mehr als einmal zu wenig zu handeln.

Beobachten und sammeln Sie alle Informationen und Hinweise und halten Sie diese schriftlich fest. Falls Sie den Kontakt zu den Eltern aufnehmen sollten, denken Sie immer daran, dass es nicht darum geht, nach Schuldigen zu suchen oder die Eltern zu verurteilen, sondern dem Kind möglichst professionell zu helfen. Dies bedeutet, dass den Eltern geholfen werden muss, in Zukunft auf Gewalt zu verzichten. Bedenken Sie auch, dass die Konfrontation der Eltern mit Ihren Beobachtungen den Druck auf Eltern und Kind erhöhen und damit zum Teil Hilfestellungen erschweren könnte.

Oftmals ist das Aufsuchen professioneller Hilfe der Sache dienlicher, da Fachstellen im Kinder- und Jugendschutz über viel Erfahrung in der Gesprächsführung verfügen und am besten wissen, wie von Gewalt bedrohten Kindern geholfen werden kann. Mit den Fachleuten kann das weitere Vorgehen besprochen werden.

Hilfreiche Kontaktadressen:

- http://www.kinderschutz-zentren.org/zentren-vor-ort
  Kinderschutz-Hotline (Deutschland): 0800 - 1921000
- http://www.oe-kinderschutzzentren.at
- http://www.kinderschutz.ch

Merkblatt: Gewaltfreie Erziehung 1/2

Kinder machen Freude, fordern aber auch von Eltern und Bezugspersonen jeden Tag aufs Neue Kraft und Aufmerksamkeit und stellen somit jeden Tag auch eine Herausforderung dar. Diese kann für Eltern auch zu groß werden und diese überfordern. Folge von solchen Überforderungszuständen können aggressive Impulse und Handlungen oder ein Mangel an Verfügbarkeit und Zuwendung sein.

Grenzen erkennen – Hilfe annehmen

Niemand spricht gern über solche Gefühle, Impulse und Handlungen, da sie nicht unserem Idealbild von grenzenlos liebenden Eltern entsprechen. Oftmals suchen Eltern aus diesem Grund auch keine Hilfe, da sie sich schuldig und als Versager fühlen. Jedoch zeugt das Erkennen eigener Grenzen und das Suchen bzw. Annehmen von Hilfsangeboten von einer großen inneren Stärke und Reife. Auch Sie müssen nicht alle Schwierigkeiten mit Ihrem Kind allein tragen und bewältigen. Es gibt auch in Ihrem Wohnort Fachstellen, welche Eltern in Überforderungssituationen mit ihrem Kind unterstützen. Denn die Voraussetzung für eine gesunde Entwicklung von Kindern ist eine liebevolle, sichere und anregende Umgebung, in der sich das Kind als Individuum entfalten darf und als ein solches anerkannt wird.

Kinder brauchen Liebe

Liebe ist die wichtigste Grundlage für die gesunde Entwicklung eines Kindes. Auch wenn ein Kind gesund und ausreichend ernährt wird und in einer sicheren Umgebung aufwächst, verkümmert es ohne Liebe und Zuwendung körperlich und psychisch. Liebe bedeutet für Kinder vor allem Zeit mit ihren Eltern verbringen zu dürfen, sich ihrer Aufmerksamkeit sicher zu sein, sich umsorgt und beschützt zu fühlen. Kinder brauchen Zärtlichkeit und körperliche Nähe. All dies sollte auch dann Bestand haben, wenn ihm ein Malheur passiert oder es Regeln verletzt hat.

Kinder brauchen Respekt

Ein Kind ist von Beginn an ein Individuum mit Stärken und Schwächen. Ein Kind sollte sich mit all seinen Besonderheiten, aber auch seinen Gefühlen, Gedanken und Einstellungen angenommen fühlen. Auch wenn Sie Ihrem Kind in vielerlei Hinsicht überlegen sind, begegnen Sie Ihrem Kind mit Respekt. Das bedeutet: Hören Sie Ihrem Kind zu. Nehmen Sie Ihr Kind, seine Gefühle, Gedanken und Einstellungen ernst und machen Sie sich nicht darüber lustig. Denken Sie immer daran: Ihr Kind ist zwar nicht gleichberechtigt, aber gleichwertig und verdient die gleiche respektvolle Behandlung, die Sie auch für sich erwarten.

Merkblatt: Gewaltfreie Erziehung 2/2

Kinder brauchen Freiräume, aber auch Halt und Einhalt

Um sich in ihrer Individualität entfalten zu können, brauchen Kinder Freiräume. Freiräume ermöglichen dem Kind sich auszuprobieren, seine Fähigkeiten zu stärken und ungestört spielen zu können. Dies bedeutet, Erwachsene sollten ihr Kind nicht permanent überwachen und in seiner Bewegungsfreiheit bzw. in seinem Spielraum einschränken. Natürlich muss die Sicherheit eines Kindes gewährleistet sein, aber zu seiner gesunden Persönlichkeitsentwicklung benötigt Ihr Kind auch Momente ohne Überwachung und ohne Leitung durch Erwachsene. Auf der anderen Seite brauchen Kinder jedoch auch klare Strukturen, Regeln und Grenzen, welche sie durchs Leben leiten. Denn Kinder ohne Grenzen wissen nicht, was gültig ist, was zählt und worauf sie sich verlassen können. Grenzen und Regeln geben Kindern auch Halt und Orientierung und somit Geborgenheit und Sicherheit. Dabei ist wichtig, dass Regeln und Grenzen immer klar, direkt und konkret sind. Sie müssen außerdem immer gelten, das heißt konsequent und in jeder Situation von den Eltern durchgesetzt werden.

Erziehungstipps zur gewaltfreien Erziehung 1/3

Lob und Anerkennung („Ich glaube an dich.“, „Du bist mir wichtig.“)

Kinder brauchen – so wie auch wir Erwachsenen – Bestätigung und Anerkennung. Auch, wenn vielleicht das Ergebnis einer Handlung nicht ganz Ihren Vorstellungen oder Erwartungen entspricht, loben Sie immer die Anstrengungen und Versuche Ihres Kindes. Im Vordergrund sollte das stehen, was das Kind gut gemacht hat und nicht das, was noch nicht geklappt hat.

Wichtig ist auch, dass Sie Ihr Kind immer direkt loben, damit es den Zusammenhang zwischen seinem Verhalten und Ihrer Reaktion herstellen kann. Dazu gehört auch, dass Sie sagen oder zeigen, worüber Sie sich freuen, denn Loben kann man mit Worten, aber auch mit Gesten, einem Lächeln, einer Blickzuwendung oder Körperkontakt.

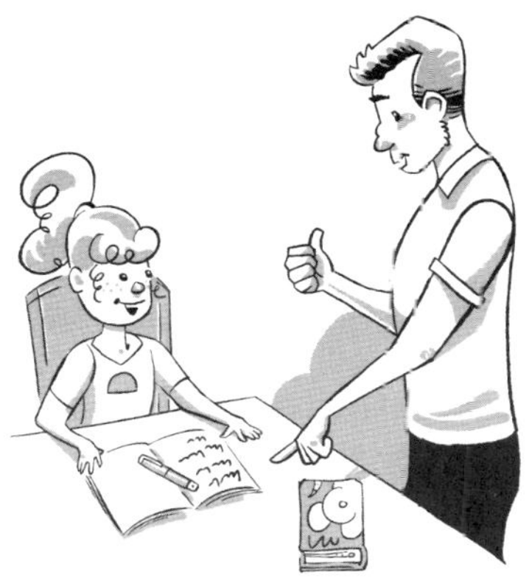

© Klaus Gehrmann

Direktes Ansprechen („Ich höre dir zu – Du hörst mir zu.“)

Wenn Sie mit Ihrem Kind sprechen bzw. wenn Sie wollen, dass es Ihnen zuhört, sollten Sie dazu in seiner unmittelbaren Nähe sein. Das bedeutet, nicht aus einem anderen Zimmer zu rufen, sondern direkt zu ihm hinzugehen, sich auf Augenhöhe zu begeben (nicht von oben herab), ihm in die Augen zu schauen und es dabei anzusprechen. Wenn Sie Ihr Kind dabei noch berühren, können Sie sich sicher sein, dass Ihr Kind mit Ihnen in Kontakt tritt.

Klare Regeln („Ich weiß genau, was ich will und benenne es auch so.“)

Eltern wissen oft genau, was sie bei ihrem Kind *nicht* wollen, sagen aber nicht klar, was sie stattdessen genau wollen. Überlegen Sie daher also genau, was Ihnen im Alltag mit Ihrem Kind wichtig ist. Benennen Sie dies konkret (z. B. „Ich möchte, dass du deine Jacke aufhängst, wenn du nach Hause kommst“) und beharren Sie auf der Einhaltung dieser Regeln. Ein Kind wird Regeln nur dann einhalten, wenn sie immer gelten. Aus diesem Grund ist es auch sinnvoll, nur so viele Regeln aufzustellen, wie man immer im Auge behalten kann. Oftmals entstehen Konflikte und Probleme mit dem Kind dann, wenn Eltern hinsichtlich bestimmter Verhaltensweisen ambivalent (unentschlossen, unsicher) sind, denn diese Unsicherheit spüren Kinder, was wiederum das Einhalten von Regeln und Aufforderungen erschwert.

Erziehungstipps zur gewaltfreien Erziehung 2/3

Vorhersagbare Konsequenzen („Ich schaue hin und handle direkt.")

Kinder halten sich nicht immer an die ausgesprochenen Regeln. Entweder haben sie es vergessen, gerade Wichtigeres zu tun oder wollen auch Grenzen austesten. Bleiben Sie aber dabei, wenn Ihr Kind Absprachen oder Regeln nicht einhält, handeln Sie sofort. Nur so wird Ihr Kind auch Regeln akzeptieren lernen. Sprechen Sie sein Verhalten an oder zeigen Sie ihm dies nonverbal. Vermeiden Sie aber Sätze wie „Du bist so ein/eine ...", „Immer machst du ..." oder „Nie kannst du ...". Mit solchen Sätzen sprechen Sie nicht das Fehlverhalten oder den Regelübertritt an, sondern werten das Kind selbst ab.

Auf Fehlverhalten von Kindern sollten nicht Strafen, sondern logische Konsequenzen folgen. Der Unterschied ist, dass zwischen dem Fehlverhalten eines Kindes und einer Strafe kein wirklicher Zusammenhang besteht (z.B. „Wenn du dein Zimmer nicht aufräumst, darfst du eine Woche nicht fernsehen."). Dies kann zur Folge haben, dass das erwünschte Verhalten gar nicht im Fokus steht, das Kind sich erniedrigt fühlt oder auch Rachegefühle entwickelt. Außerdem können Strafen die Beziehung zu den Bezugspersonen beeinträchtigen. Oftmals werden Strafen auch nur als Drohungen angekündigt, aber nicht umgesetzt, was die Autorität und Glaubwürdigkeit der Eltern untergräbt. Sinnvoller sind deshalb sogenannte „logische Konsequenzen", welche sich direkt, also logisch, aus dem Fehlverhalten des Kindes ergeben (z.B. Ein Kind wirft wütend ein Spielzeug herum; Konsequenz: Das Spielzeug wird für eine begrenzte Zeit weggeräumt). Logische Konsequenzen können vorab mit dem Kind besprochen werden. Die Klarheit und Vorhersagbarkeit solcher Konsequenzen erlaubt es Eltern oftmals eher, in der Konfliktsituation ruhiger zu bleiben und weniger mit eigenem negativem Affekt auf das Kind zu reagieren.

Gefühle regulieren und akzeptieren („Deine Wut ist in Ordnung, du bist in Ordnung.")

Es gibt immer wieder Situationen, in denen Kinder außer sich vor Wut sind (auf sich selbst oder andere). Oftmals versuchen Eltern dann, die Wut so schnell wie möglich zum Verschwinden zu bringen. Dies kann auch bedeuten, dass Eltern auf die Wut mit Belohnung reagieren, indem sie dem Kind etwas erlauben oder geben, was sie eigentlich nicht wollten. Besser ist es jedoch, wenn Eltern versuchen, die Erregung ihres Kindes durch beruhigende Worte oder Körperkontakt zu reduzieren. Scheitern Eltern jedoch in ihrem Versuch, die Erregung des Kindes zu reduzieren, reagieren sie oftmals mit eigener Wut, was zu einer Eskalation der Situation führen kann. In Situationen, in denen Eltern die Erregung und Wut ihres Kindes nicht reduzieren können, kann auch ein Perspektivenwechsel helfen, denn Wut ist ein normales Gefühl, welches seinen Platz haben darf. Es ist nicht notwendig, negative Gefühle immer sofort verschwinden zu lassen. Negative Emotionen dürfen ihren Platz haben, denn nur so können Kinder selbstständig Kompetenzen der Gefühlsregulation aufbauen.

Erziehungstipps zur gewaltfreien Erziehung 3/3

Das bedeutet konkret, wenn Ihr Kind außer sich ist, schreit, tobt etc. und nicht beruhigt werden kann,

- versuchen Sie, so ruhig wie möglich zu bleiben. Es kommt jetzt nicht darauf an, so schnell, sondern so ruhig wie möglich auf das Kind zu reagieren.
- machen Sie sich bewusst, dass auch negative Gefühle in Ordnung sind und ihren Platz haben dürfen.
- fragen Sie Ihr Kind, warum es weint/tobt/schreit.
- machen Sie einen Lösungsvorschlag bzw. bieten Sie Ihre Hilfe an oder versuchen Sie Ihr Kind abzulenken.
- Wenn Ihr Kind diese Hilfe nicht annehmen kann/will, sagen Sie ihm, dass es diese auch später noch haben darf.
- Wenn nötig, entfernen Sie sich räumlich etwas, um ruhig bleiben zu können.

Vorbeugen ist besser als reagieren

Bestimmte Konfliktsituationen treten immer wieder auf. Sie können viel Frustration, Ärger und Stress vermeiden, indem Sie die Umgebung Ihrem Kind anpassen bzw. indem Sie bestimmten Konfliktsituationen prophylaktisch aus dem Weg gehen. Denn so müssen Sie Ihrem Kind nicht ständig „Nein, das ist gefährlich. Nein, das darfst du nicht" sagen und nicht immerzu in Alarmbereitschaft sein.

Mut tut gut und mit Humor geht es leichter

Oftmals haben Eltern den Eindruck, sie würden immer das Gleiche tun und sagen und hätten doch kaum Erfolg. Erziehung gleicht manchmal einem Hamsterrad, aus dem Sie nicht ausbrechen können. Doch Erziehung lässt auch Experimente zu, ungewöhnliche Wege, welche vielleicht erst einmal Mut brauchen. Hat ein Vorgehen keinen Erfolg, probieren Sie das nächste. Wenn Sie ein bestimmtes Verhalten Ihres Kindes sehr stört, imitieren Sie Ihr Kind oder erlauben Sie ihm einmal im Monat ganz gezielt ein solches Verhalten (z. B. ein „Schmatz-Schmier-Klecker-Essen"). Durch solche gezielten Grenzüberschreitungen, welche normalerweise durch viel negative Aufmerksamkeit begleitet werden, nehmen Sie dem Verhalten den Reiz und es ist weniger attraktiv. Oftmals haben Kinder nach kurzer Zeit genug.

Und zu guter Letzt: Mit Humor geht vieles leichter. Wenn wir über eine Sache (nicht über das Kind!!) lachen können, sind wir auch gelassener. Humor und Gelassenheit sind die beste Vorbeugung gegen Konflikte mit Ihrem Kind.